中山出版
ZHONGSHAN PUBLISHING
黄山承文脉 好书传百年

U0296135

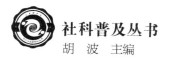

社科普及丛书

胡 波 主编

生活的健康和
健康的生活

梅全喜　何希俊　主编

SPM

南方出版传媒

广东人民出版社

·广州·

图书在版编目（CIP）数据

生活的健康和健康的生活/梅全喜,何希俊主编. —广州:广东人民出版社,2019.6
（社科普及丛书）
ISBN 978-7-218-13634-9

Ⅰ．①生… Ⅱ．①梅… ②何… Ⅲ．①保健－普及读物 Ⅳ．①R161-49

中国版本图书馆CIP数据核字（2019）第123567号

SHENGHUO DE JIANKANG HE JIANKANG DE SHENGHUO
生活的健康和健康的生活

梅全喜　何希俊　主编

出 版 人：肖风华

责任编辑：李锐锋　易建鹏
装帧设计：吴可量
封面设计：蓝美华

统　　筹：广东人民出版社中山出版有限公司
执　　行：王　忠　吕斯敏
地　　址：中山市中山五路1号中山日报社8楼（邮编：528403）
电　　话：（0760）89882926　（0760）89882925

出版发行：广东人民出版社
地　　址：广东省广州市海珠区新港西路204号2号楼（邮编：510300）
电　　话：（020）85716809（总编室）
传　　真：（020）85716872
网　　址：http://www.gdpph.com
印　　刷：广东信源彩色印务有限公司
开　　本：787mm×1092mm　1/32
印　　张：6.75　　　字　　数：115千
版　　次：2019年6月第1版　2019年6月第1次印刷
定　　价：39.80元

如发现印装质量问题影响阅读，请与出版社（0760—89882925）联系调换。
售书热线：（0760）88367862　邮购：（0760）89882925

"社科普及丛书"编委会

策　划　刘浩君　胡　波

主　编　胡　波

副主编　周　萍

编委会　卢曙光　韩延星　周　武　高露斯

　　　　陈凤娇　邹慧燕　柯丽莹　刘　彤

本书编委会

主　编　梅全喜　何希俊

副主编　阚丽娜　丘奕文　谭战

委　员　梅全喜　何希俊　阚丽娜

　　　　丘奕文　谭　战　唐敏

总　序

| 胡　波

　　自然科学和社会科学是人类探究自然、了解社会、认识自我的两把钥匙，也是人类社会文明进步的双重动力。自然科学是研究自然界各种物质和现象的科学，如物理学、化学、动物学、植物学、矿物学、医学和数学等，是人类认识自然、了解自然、改造自然和适应自然不可缺少的有效理论和科学方法；而社会科学是研究各种社会现象的科学，包括政治学、经济学、社会学、法律学、管理学、历史学、文艺学、美学、伦理学、文学等，是人类认识自己、认识他人、认识环境，尊重自己、尊重他人、尊重环境，进行双向交流、相互交往的有力工具。

　　众所周知的是，自然科学为人类创造了许多物质文明成果，解放了人类的手脚，也拓宽了人类的视野，丰富了人类的物质文化生活。尤其是18世纪工业革命以来，科学技术消除和控制了许多自然灾害，减少了疾病的蔓延，延长了人类的寿命，让人类生活得更舒适、更便利、更安全。但不可否认的是，自然科学，特别是现代科技发展的后遗症与副作用，也给人类带来了许多比传统风险（风灾、水灾、旱灾、瘟疫、地震等）还要令人忧心的现代危情（环境污染、核扩散与辐射、废弃物、有毒物质等）。这些现代危情对人类来说，是一种无法预知又时刻存在的危害。但整体而言，自然科学的发展，不仅改变了自然界，拉近了人与自然之间的距离，减少了自然对于人类来说所具有的神秘感和陌生感，还直接或间接地改变了人类社会的生活环境和物质条件，影响了人类自身的生产方式和生活形态。不断发展的科学技术，在现代社会中日益成为社会变迁的一股重要推动力，在许多方面正改变着人类的生活方式和文化模式。机器人将逐渐取代传统工人的角色；银行自助提款机的功能也日益替代银行职员的职能；交通网络和大众传播媒介的发展，使不同民族之间的距离大大缩小；工商业快速发展，加速了社会流动，改变了人们的价值观、世界观、人生观、行为模式和生活方式。这些由科技文明所带来的新趋势和新问题，固然需要自然科学去研究与应对，但社会科学对于人类社会变迁所造成的法律、伦理、道德等层面的影响和冲击，同样责无旁贷。社会科学理所当然地应该从政治、经济、社会、文化、教育等不同层面进行深入研究，为人类生存、生活和全面发展提供更多的知识、智力的支撑和思想、文化的引领。

自然科学和社会科学虽然在研究领域、研究方法上有所不同，但都和人类社会的生存和发展有关，都与解决人类所面临的困难和挑战有关。社会科学是以"人"为中心，研究人与人之间，人与群体之间，人与社会、国家之间互动的知识领域，探究人类文化与其周围环境之间的关系的科学。人类在社会中生存和发展，必须了解与其生活层面有关的知识和经验，方能很好地顺应环境和改善生活，提升生命的价值，让人生更有意义。但是长期以来，人们对社会科学理论的认识和了解比较浮浅，对社会科学知识的掌握和运用极其简单，在思想和行动上表现出典型的实用主义或工具理性。尤其是改革开放 40 年来，重物质轻精神、重科技轻人文、重自然科学轻社会科学的现象更加突出，其结果是，在经济快速增长和科技高度发达的同时，也产生了生态环境恶化、贫富差距拉大、伦理道德滑坡、腐败案件高发和精神信仰缺失等现象，甚至有不少人成为物质的奴隶，精神的侏儒。因此，以人为中心，探讨人类生活层面的知识领域，以及探究人类文化与其周围环境之间关系的社会科学，就必将为当今社会提供认识自己、认识他人、改造社会的钥匙。自然科学以自然物质为中心，研究人类在物质生活环境上的问题；社会科学以人为中心，处理人类精神层面的事务。两者对于人类社会而言都是不可或缺的，尤其是在所谓"后工业社会"

与"后现代文化"的 21 世纪，寻求社会科学与自然科学之间的平衡，矫正往昔"轻人文重理工"的偏颇现象，对于构建人类社会的"新文明体系"具有重大的意义。[①] 正如有的学者所说："全部社会科学，要解决的就是一个问题，即个体认识自己、认识他人、认识环境，尊重自己、尊重他人、尊重环境，然后进行相互间的交流、交换、交往、交易等的问题。简而言之，分清各自的利益，学习有效、互利的原则与技术，是公民的必修课。"[②] 但是，社会科学的理论、方法、知识、经验，并不为大众所掌握和运用，其传播和普及的对象与范围都十分有限，往往停留在学者的圈子内，终止于社会精英的层面上。孙中山先生曾认为，无论是在古代中国还是当代社会，始终是"知难行易"，而不是"知易行难"，强调认识比行动更难但更重要。[③] 马克思在《〈黑格尔法哲学批判〉导言》中指出："批判的武器当然不能代替武器的批判，物质力量只能用物质力量来摧毁；但是理论一经掌握群众，也会变成物质力量。理论只要说服人，就能掌握群众；而理论只要彻底，就能说服人。所谓彻底，就

---

① 沙依仁等著：《社会科学是什么》，世界图书出版公司北京公司，2006 年，第 27—28 页。

② 沙依仁等著：《社会科学是什么》，世界图书出版公司北京公司，2006 年，简体版序，第 2 页。

③ 《孙中山选集》，人民出版社，1981 年，第 159 页。

是抓住事物的根本。但人的根本就是人本身。"① 因此，将社会科学的"知识"转化为"常识"，"经验"积淀为"理性"，"理论"转变为"智慧"，"方法"转化为"思维"，理所当然地成为社会科学普及的宗旨和要务。2014年9月1日起施行的《广东省社会科学普及条例》就明确指出："社会科学普及工作应当坚持政府领导、社会支持、公众参与、资源共享、服务大众、法制保障的原则"，"社会科学普及是指采取公众易于理解、接受和参与的方式，普及社会科学知识、传播科学思想、倡导科学方法、弘扬科学精神和人文精神的活动"。社会科学普及工作，今天已是各级党委政府的重要工作之一。

中山市社会科学界联合会长期以来坚持以人为本，围绕市委市政府的中心工作，关注社会，聚焦民生，面向未来，在做好党委政府的智囊团和思想库的同时，积极主动地采取多种形式，大力普及社会科学知识，传播思想文化，弘扬科学理性和人文精神。经过不断努力，中山不仅涌现了大批具有广泛影响的社科普及专家和知名学者，也出版了一大批社科普及读物，如《中山史话》《凡人孙中山》《新三字经与社会主义核心价值观》《血脉相承：中山非物质文化遗产探究》《艺文与修身》《修身与修行》等既有地方特色又颇具中国气派的科普书籍，

---

① 《马克思恩格斯选集》（第一卷），人民出版社，1972年，第9页。

甚至借助南国书香节中山书展这个大平台，单独设立社科普及展区，开展形式多样的社科普及活动，产生了较大的反响。但是，社科普及活动仍然缺乏针对性和趣味性，社科普及读物也少了地方色彩而多了学究气息，社科普及的效果并不令人满意。

如何开展社科普及工作，有效地服务社会，逐步提高大众的人文素养，也就成为广大社科工作者必须回答的问题。为此，中山市社会科学界联合会在市委市政府的关怀和领导下，组织社科专家，结合地方历史文化、经济社会的特色和社科的专业特点，融知识性、趣味性和专业性、系统性于一体，编辑出版"社科普及丛书"，力求在全面介绍政治学、经济学、社会学、文化学、历史学、哲学、伦理学、民俗学、地理学和法学等社科基础知识和理论方法的同时，客观全面和深入浅出地讲述中山地方历史文化和人文精神，力求通过系列丛书的编辑出版，使其逐渐进学校、进机关、进企业、进社区，力求达到理论宣传、思想传播、文化交流、信息传递、知识共享的多重目的。为好书找读者，为读者写好书，讲好中国故事，传播社科新知，引领时代风尚，推动社会进步，这就是"社科普及丛书"编写的方向和目标。

目　录

第一章

如何获得健康的生活

　　自古以来，上到君主帝王，下到平民百姓，都有一个共同的心愿，那就是健康、长寿，甚至长生不老。人们对健康的关注、追求从未止步，进而不断寻找养生长寿的秘诀。那么，究竟什么才是真正的健康？什么才是养生？如何养生才能使身体真的健康呢？

　　一般人总觉得无病即健康，其实现代人的健康观应该是整体健康，正如世界卫生组织提出的："健康不仅是没有疾病、不虚弱，还涉及身体、心理和社会适应三个方面的良好状态。"

一、世界卫生组织衡量健康的十项标准

　　基于前述定义，世界卫生组织提出衡量健康的十项标准，分别是：

（1）精力充沛，能从容不迫地应付日常生活和工作；

（2）处事乐观，态度积极，乐于承担任务，不挑剔；

（3）善于休息，睡眠良好；

（4）应变能力强，能适应各种环境变化；

（5）对一般感冒和传染病有一定的抵抗力；

（6）体重适当，体态均匀，身体各部位比例协调；

（7）眼睛明亮，反应敏锐，眼睑不发炎；

（8）牙齿洁白、无缺损、无疼痛感，牙龈正常、无蛀牙；

（9）头发光洁，无头屑；

（10）肌肤有光泽、有弹性，走路轻松，有活力。

从上面这十条我们可以看出，健康的人要有强壮的体魄和乐观向上的精神状态，并能与所处的社会及自然环境保持协调的关系。

二、影响健康的因素有哪些

我们的人生就是一场"健康"与"疾病"的对决。知己知彼方能百战不殆，要想健康，就要先了解影响健康的几大要素：遗传因素占 15%；环境因素占 17%，其中社会环境占 10%，自然环境占 7%；医疗条件占 8%；个人生活方式占 60%。

在这些因素中，父母遗传及环境因素属个人不可控因素，

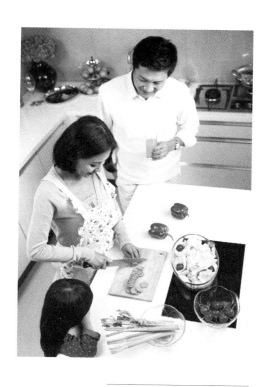

改变不良生活习惯与生活方式，健康的生活就是生活的健康

而医疗条件及个人生活方式等可控因素共占68%。在这68%中，个人生活方式占60%，相当于可控因素的88%。

所以要想健康，我们不用特意搬去巴马长寿村；要想健康，我们不用过分在意医疗技术的水平；要想健康，最好的办法就是靠自己——改变不良生活习惯，改善生活方式，健康的生活就是生活的健康。

人们常说："高薪不如高寿，高寿不如高兴。"在众多的因素当中，心理健康应该是最值得大家关注和重视的。

三、健康生活的原则

我国现存最早的医学典籍《黄帝内经》曾经提出一个问题："上古之人，春秋皆度百岁，而动作不衰；今时之人，年半百而动作皆衰者，时世异耶？人将失之耶？"以前的人活到一百岁动依然行动自如，为什么现在的人五十几岁就已经衰老了？

岐伯对曰："上古之人，其知道者，法于阴阳，和于术数，食饮有节，起居有常，不妄作劳，故能形与神俱，而尽终其天年，度百岁乃去。"岐伯回答，以前的人啊，大都了解养生的道理，所以能效法于阴阳之道，并采用多种养生方法来保养身体，饮食有节制，作息有常规，不过分劳作，因而能够使形体和精神协调，活到一百岁。"今时之人不然也，以酒为浆，以妄为常，醉以入房，以欲竭其精，以耗散其真，不知持满，不时御神，务快其心，逆于生乐，起居无节，故半百而衰也。"现在的人就不同了，把酒当作浆水一样纵饮无度，经常沉迷于荒乱的生活中，乘着酒兴纵意房事，因纵欲过度而耗竭精气，造成真元败散。正是由于不懂得要保持旺盛的精气，经常贪图一时的快意，背弃了养生的原则，生活全无规律，才到五十岁就衰老了。

⊙ 因时制宜——顺天时、适寒暑

要想拥有健康的生活，首先我们要了解自然界的变化规律，顺应自然。一年有春、夏、秋、冬四个季节，自然界的生物便有了生、长、化、收、藏的相应表现；一年当中有二十四个节气，根据相应的节气特点，农作物就有了播种、生长、开花、结果的不同阶段；每一天有十二个时辰，对应着人体的十二条经络，人们就起有时、作有时、休有时、养有时。这便是中医"三因制宜"中的因时制宜。只要我们适应自然界的相应变化，顺天时，适寒暑，自然就会离健康的生活更进一步，所以我们就有了四季养生、节气养生和十二时辰养生。

⊙ 因人制宜——辨证施治，因人而异

同样的环境中，同样的天气，吃同样的食物，做同样的工作，为什么有的人就身体很健康，而有的人会生病？这和我们的内因息息相关。中医说"正气存内，邪不可干"，如果人体正气旺盛，阴阳气血平衡，身体健康，那么再强的外邪都不能轻易把人打倒；相反，如果身体状况欠佳，疾病自然很容易找上门来。但每个人体质又不相同，面对外界的变化个体反应又不尽相同，这便有了体质养生，辨证施治。

⊙　因地制宜——一方水土养一方人

　　人生活在自然界，时时刻刻与自然界进行着物质能量的交换。人体要保持健康，必须顺应自然环境的变化，如四季交换、朝夕更替、阴晴变换，以及不同地理区域的影响等。正所谓"一方水土养一方人"。我国幅员辽阔，各地的地理环境、气候条件相差很大，造成了人们的生活习惯、体质类型和居住方式各异，所以养生也要因地制宜。

第二章

四时养生，过好每一季

　　中医讲究顺应自然、天人合一，自然界的阳气随着春、夏、秋、冬的季节变化，有盛有衰，人体也应适应外界的变化而生、长、化、收、藏。这和我国古代一直提倡的中庸思想不谋而合。中庸并不是中规中矩的平庸，而是指一种平衡。中庸思想源远流长，经久不衰，我们的老祖宗早在几千年前就明白了：只有保持齐家治国、为人处世、身体调理等多个方面的平衡和谐，人生才能幸福长久。

　　就四季养生来说，春养肝养生，不宜过分生气抑郁；夏养心养长，不宜过度急躁忧心；秋养肺养收，不宜过分劳神忧思；冬养肾养藏，不宜过度惊惧担忧。而中庸之道所强调的"包容""静心""不迁怒""与人为善"等思想正是四季调节情绪、调养精神的良方。不管是工作还是生活，我们都应保持一份和谐、平衡的心境：既淡泊宁静，又不远离生活；既善待他人，也不委屈自己，这样才能于红尘翻涌之中怡然自得，安享天年。

一、春季养生

俗语有云：一年之计在于春。春季，是一年的开始，是万物生长、万象更新的季节。春天里，万物复苏，柳丝吐绿，大自然呈现一片欣欣向荣的景象。此时，人体内的阳气向上向外生发。但春天也是天气变化最为反复无常的季节，所以春天也是"百草发芽，百病发作"的季节。因此，我们在精神、起居、饮食、运动、补养等方面都要顺应春阳生发这一特点，在养生中不仅要顺应自然来养护人体阳气，还要注意预防疾病。

⊙　养阳

春天自然界阳气生发，养生要顺时而养，同样须护养体内阳气，使之保持充沛。古人云：春夏养阳，秋冬养阴。所以，春季养护阳气尤为重要。此时，凡有耗损阳气及阻碍阳气畅达的情况皆应避免。

⊙　疏肝

在中医五行学说中，肝属木，与春相应，肝主生发，喜条达疏泄而恶抑郁，所以春季养肝最重要的就是调理情志。《黄帝内经》说："春三月，此谓发陈。天地俱生，万物以荣。夜卧早起，广步于庭，被发缓形，以使志生。……此春气之应，摄生之道也。逆之则伤肝"。意思是说：春季是万物复苏的季节，大自然生机勃发，草木欣欣向荣。适应这种环境，应当夜卧早起，放松自己，以使神志顺着生发之气而舒畅。违背了这个方法，会伤肝。《黄帝内经》里另有"百病生于气，怒则气上"，"肝在志为怒"。肝的疏泄功能正常，则气机调畅，气血调和，心情就容易开朗。所以从春天开始，要注重精神调理，保持心胸开阔、情绪乐观，以使肝气顺达，气血调畅，这样才能达到防病保健康的目的。

⊙　防风

春季伊始，东风送暖，令人心情舒畅。但中医认为，春应东，东方生风，为六淫邪气之一（阳邪），具有生发向上的特点，易侵袭人体的头部等偏上部位，导致头痛头晕、发热恶风、咳嗽气喘。因此，防风是春季养生调摄的重点。

⊙　增甘少酸

唐代名医孙思邈说："春日宜省酸增甘，以养脾气。"酸味食品具有收敛收摄的功效，春天肝的疏泄功能旺盛，如果多吃此类食品，就会抑制肝气的生发。肝火过旺者可适当吃些酸味的食品，防止肝气过度发散。而肝阴虚者，应少吃或不吃酸味食品，否则会导致脾胃的消化、吸收功能下降，影响人体健康。因此春季要少吃酸味食品，以防肝气过盛，多吃甜味食物，以健脾胃之气。

1. 立春养生

立春是二十四节气之首，立是开始的意思，立春即指春季的开始。立春过后，天气逐渐变暖，万物复苏，自然界的各种生物萌生发育。在春回大地、乍暖还寒之际，生活起居也要结合岁时节序的变化和自身情况，进行合理的调配和养护，以增强身体对气候变化的适应性。

⊙　春捂秋冻，美丽不"冻"人

春季乍暖还寒，气候多变，昼夜温差较大，加上人们穿着冬衣捂了一冬，代谢功能、抗病能力较弱，机体调节功能远远赶不上天气的变化，稍不注意，伤风感冒、气管炎、关节炎等疾病就会乘虚而入。人们常说"春捂秋冻"，"春捂"不是指要穿很多衣服，而是减衣服不要减得太快，要捂一捂，保存阳气，增强抵抗力。春季一般上午气温低，下午气温高，晚上气温又降下来，稍不注意就容易感冒，所以一定要及时增减衣物，注意"下厚上薄"，即下半身要穿厚一点，上半身可以穿薄一点。现在很多年轻女性，早早就穿上超短裙，想美丽动人，其实这并不可取。春季的特点是户外温度高，室内仍觉阴冷，尤其是广东地区气候湿冷，关节痛、腰痛、痛经、盆腔炎等疾病常因此接踵而来。

⊙　春困是怎么回事

人在春季常有困倦之感，早晨不易睡醒，白天则昏昏欲睡。很多人以为这是因为人的身体系统出了问题。其实，春困不是病，而是季节变化时人体出现的一种正常的生理现象。因为冬季皮肤血管收缩，春季天气变暖，血管、毛孔扩张，在全身血流量为定量的情况下，供应皮肤的血流增加，供应脑的血液相对减少。春困虽不是病，但如果严重就会影响学习、工作。《黄帝内经》中说："春三月……夜卧早起，广步于庭，被发缓形。"意思是说春季应该入夜即眠，早些起身，散开头发，解开衣带，使形体舒缓，然后放宽步子，在庭院中漫步，这样可以使思维迅速活跃起来。所以，春季宜早睡早起，多到户外运动，改善人体的代谢过程，增强血液循环和呼吸功能，给大脑一个清醒的状态，这样便能赶走春困。

⊙　春季饮食升阳为鲜

　　春季养生以养阳、疏肝为主，饮食上可以适当吃一些升阳、疏肝的食材，下面为大家介绍两道适合春天养生的食谱。

【党参枸杞猪肝汤】

材料：党参、枸杞子各 15 克，猪肝 200 克，盐适量。

做法：（1）将猪肝洗净切片，氽水后备用。

（2）将党参、枸杞子用温水洗净后备用。

（3）净锅上火，倒入水，将猪肝、党参、枸杞子一同放进锅里煲，加盐调味。

功效：本汤具有滋补肝肾、补中益气、养目养血等功效。

【韭菜炒虾仁】

材料：韭菜 100 克，鲜虾仁 100 克，淀粉、盐、料酒适量。

做法：（1）将虾去壳、虾线洗净，韭菜洗净切段。

（2）将虾仁放入淀粉、盐、料酒腌制 5 分钟。

（3）锅置火上，放油烧热，加入虾仁、韭菜炒熟，加盐调味。

功效：补肾壮阳，健胃。适用于肾虚、阳痿早泄、小便清长者，对于骨质疏松者也有一定的辅助作用。

⊙　立春吃春饼，健康一整年

民间素有立春吃春盘、吃春饼、吃春卷、嚼萝卜的讲究，俗称咬春，一个"咬"字道出了立春节令的众多食俗。

现今北方仍然传承这一食俗，所谓"打春吃春饼"。其他地方也有立春吃春饼、萝卜等食物的习俗，实际上是为了养护阳气。春饼里的韭菜是上佳的护阳气之物，而豆芽有滋润、防春燥的作用，都是立春后比较适宜食用的。同时，要少吃过于辛辣及油炸、烧烤的食物，否则可能损耗阳气，导致上火。

2. 雨水养生

每年的 2 月 19 日前后，便迎来雨水节气。雨水是二十四节气中的第二个节气。此时，气温回升，北方冰雪融化，南方降水增多，故名雨水。如果说"立春"是春天的第一乐章"奏鸣曲"——春意萌发、春寒料峭，那雨水之后，便进入了春天的第二乐章"变奏曲"——气温回升、乍寒乍暖。因此，雨水前后须注意保暖，勿受凉，须防"倒春寒"，少食生冷食物，顾护脾胃阳气。

⊙　谨防倒春寒

"好雨知时节，当春乃发生。随风潜入夜，润物细无声。"

春雨就这么下着，如果收起纸伞，杜甫感受过的春雨，也细细密密地打湿了你的头发。可我们还是不能这么任性，这时候冷空气依然活动频繁，气候如同春雨一般捉摸不定。据气候学家统计，雨水是寒潮过程出现最多的节气之一。早春阴寒未尽，忽冷忽热，乍暖还寒，湿气渐长，细菌、病毒活动频繁。人体对风寒之邪的抵抗力有所减弱，因而容易感冒。孩子和老人更要增强抵抗力，预防疾病的发生。

⊙　避免"阴雨"情绪

天空晴朗，阳光灿烂，可以排解抑郁，让人远离沉闷，让心情愉快起来。然而雨水节气到来，下雨的时候比较多，尤其是南方，这可能会让人心情不好。这个时候，可以多与人交流，多去赏花以悦目，心情就会相对愉快起来，人才会有朝气，有朝气才能有生气，肝才能有活力。除此之外，还要注意少熬夜、少劳累。平时可以多喝春茶来提神，如菊花茶、茉莉花茶、玫瑰花茶、枸杞子茶等，帮助我们走出心情的低谷，保持朝气蓬勃的精神状态。

⊙　"雨水"湿气重　健脾是关键

雨水过多会导致湿气过盛，对人体最直接的危害就是湿困脾胃，出现食欲不振、消化不良、腹泻等症状。健脾祛湿饮食是关键，唐代医学家孙思邈在《千金方》中指出，春天饮食应"省酸增甘，以养脾气"。意思是说春天人们要少吃点酸味的食品，多吃点甘味的食品，以补益人体的脾胃之气，预防疾病发生。甘味的食物大都养脾，如山药、芋头、茯苓、甘蔗等，推荐的健脾汤粥有：怀山粥、板栗粥、花生粥、薏仁粥等。以下推荐两款健脾祛湿的药膳。

【木棉砂仁饮】

功效：健脾、祛湿、解毒。

食材：木棉花 10 克，春砂仁 3 克。

做法：将木棉花、春砂仁一同放入杯中，冲入沸水，加盖10 分钟即可饮用。

木棉花是南方的特产，广州市花，花掉落后，树下落英纷陈，花不褪色、不萎靡，故名"英雄花"。木棉花也是清热祛湿的一味中药，配合春砂仁食用可化湿开胃、温脾健运。两款春季的特产，更加适合春季养生。

【鸡骨草猪横脷汤】

功效：清热、解毒、祛湿，降肝火。

食材：鸡骨草一小把、薏米一小把、绿豆一小把、蜜枣一个、猪横脷一条、瘦肉 500 克。

做法：（1）将猪横脷多浸泡几次，并将白色筋膜去除干净，焯烫。

（2）将所有的食材放入炖锅中，倒入清水，大火烧开后转成小火慢慢炖煮1小时，放入少许盐调味即可。

鸡骨草的药用功效主要是清热解毒、疏肝止痛。猪横脷是猪的脾脏，有健脾和滋补的功效。"横脷"是广东话的叫法，猪脾的形状有点像舌头，广东人把舌叫做脷，所以称横脷。鸡骨草与猪横脷搭配煲汤饮用，对滋养肝脾有很好的作用，是广东地区民间经常饮用的一款靓汤。

⊙　艾灸：健脾疏肝祛湿良方

岭南地区临海多山林，雾露天气多见，春季时雨水较多，空气中湿气较重，湿气盛成为春季岭南地区的常见问题。湿气可分为外湿和内湿。外湿多由气候潮湿、雨水多等外在因素所致，内湿多由脾失健运、水湿停聚而生。中医认为，引起人体产生疾病的"湿"主要是内湿。每天我们吃进去的食物，经过新陈代谢，便产生不少湿邪毒素，如果脾胃运化功能好，这些湿邪便能被排出体外。如果脾胃虚弱，湿邪毒素就留在体内，久而久之，便有可能出现大便不成形、湿疹、肥胖、面部油腻、舌形胖大等情形。

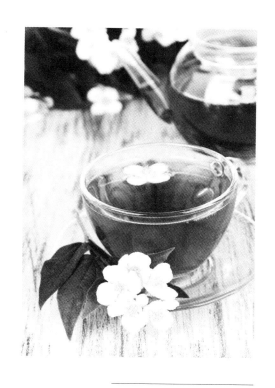

阴雨时节，可以多喝春茶来提神，如茉莉花茶等，帮助我们走出心情的低谷

　　有湿气，自然要祛湿毒。除了吃对食物，艾灸也不失为祛湿良方。艾灸时可以选择中脘、足三里、天枢、三阴交、阴陵泉、丰隆、太冲等穴位。

3. 惊蛰养生

　　惊蛰，古称"启蛰"，是二十四节气中的第三个节气，在每年阳历3月5日或6日。入冬后，动物藏伏土中，不饮不食，称为"蛰"；入春后，天气转暖，春雷隆隆，惊醒蛰伏于地下冬眠的动物，称为"惊蛰"。古有民谚："过了惊蛰节，锄头不停歇。"这是说，进入惊蛰，气温和地温都逐渐升高，我国大部分地区进入春耕季节，田野间、大棚里，一派繁忙景象。

⊙　流感与感冒傻傻分不清楚

　　惊蛰时节，我国大部分地区平均气温已升到0℃以上，西南和华南地区更是融融暖春。此时岭南地区多雨潮湿，病毒、细菌活跃，再加上早晚温差大，呼吸系统疾病多发，医院里也是人满为患。流行性感冒，简称流感，中医称为"时行感冒"，是由流感病毒侵袭人体引起的。流感的症状跟普通感冒很相似，但流感具有很强的传染性，而且容易引发肺炎等并发症。一个家庭里有人得了流感，其他人往往很难幸免。预防流感要保持良好的个人卫生习惯，勤通风，勤洗手，加强锻炼，均衡饮食，保证充足的睡眠。

⊙ 春季养肝，从早早睡觉开始

中医认为，晚上 11 点到凌晨 3 点是肝脏自我修复、新陈代谢的时间，这段时间肝脏最兴奋，各个脏腑的血液都经过肝，肝胆的解毒作用达到最高峰。这时候入睡，"静卧血归肝"，就可以让血液循环至肝脏，帮助肝脏充分发挥转化、解毒等功能。"肝藏血"，即肝脏具有贮藏血液和调节血量的功能，经常熬夜的人肝阴不足，则血气循环不能充分濡养身体，就会出现诸多不适。"肝开窍于目"，肝阴不足时眼睛容易疲劳，肝火旺，眼睛就会干涩、发红，分泌物增多。肝对于女性尤其重要，因为肝经在体表循行会经过女性的乳房，很多女性得乳腺疾病，大多跟肝气郁结或者肝阴失养有关。所以，养肝从早早睡觉开始。

⊙ 多按太冲穴，帮你"消消气"

太冲穴（位于足部第一、二跖骨间，跖骨底结合部前方凹陷处），肝经的水湿风气由此向上冲行。肝为"将军之官"，主怒。生气指的就是发火，或郁而不发，或干生闷气。人体在"怒"

时，往往走的是"肝经"路线。太冲是肝经的原穴，从理论上讲，原穴往往调控着对应经的总体气血。每天按摩刺激太冲穴，早晚各按200下，可以起到很好的疏肝理气作用，帮你"消消气"。

⊙ 惊蛰多吃梨，病痛都远离

在山西、内蒙古等地，有惊蛰吃梨的习俗。梨和"离"同音，寓意远离病痛。除了心理上的作用，在乍暖还寒的春天里，气候比较干燥，人们容易口干舌燥、外感咳嗽，吃梨可以起到润肺止咳、滋阴清热的功效。梨的吃法很多，包括生食、榨汁、水煮等。冰糖蒸梨对缓解咳嗽具有很好的疗效，而且制作简单方便，平时不妨把它当作甜点食用。

4. 春分养生

每年的3月20日或21日，昼夜等长，是为"春分"。春分是二十四节气第四个节气。春分的意义，一是指一天时间白天、黑夜平分，各为12小时；二是古时以立春至立夏为春季，春分正当春季三个月之中，平分了春季。

春分时节，我国的西北大部、华北北部和东北地区还处在冬去春来的过渡阶段，晴日多风，乍暖还寒。江南地区进入多雨的春季，辽阔的江南大地上，岸柳青青，莺飞草长，小麦拔节，油菜花香，桃红李白迎春黄。而华南地区更是一派暮春景象。由于春分节气平分了昼夜、寒暑，因此在保健养生时应注意保持人体的阴阳平衡状态。春分时节要保持轻松愉快、乐观向上的精神状态，还要坚持适当锻炼。

⊙　阴阳交替，平衡是关键

古人云："春分者，阴阳相半也。"春分是自然界阴阳平衡的时期，也是我们调理体内阴阳平衡、协调机体功能的重要时机。古书中有"谨察阴阳所在而调之，以平为期"，是说人体应该根据不同时期的阴阳状况，使"内在运动"（脏腑、气血、精气的生理运动），与"外在运动"（脑力、体力运动）和谐一致，保持"供销"关系的平衡。所以在春分时节，起居、饮食、运动等都应该尽量维持平衡状态。

⊙　遵循乌龟的长寿之道，谨防旧病复发

我们都知道乌龟长寿，它长寿的秘诀之一就是——晒背。背部为阳中之阳，如果背部受冷，则风寒之邪极易通过背部经络入侵，伤及阳气而致病，年老体弱或久病虚损之人就易旧病复发，甚至加重病情。春天晒晒后背，不仅可以补充人体阳气，还有驱除脾胃寒气、散肺中阴寒、改善消化功能、缓解呼吸系统的毛病等作用。因为人体的背部脊柱两旁共有53个穴位，也是膀胱经、督脉穿贯的一个地方，通过晒日光，膀胱经和督脉一同得到滋养，经络中的能量在高温的作用下得到增强，春天常发的呼吸系统疾病就自然会减少。晒背还能帮助吸收钙质，预防骨质疏松。

⊙　春季饮茶有讲究

宋代诗人欧阳修在《尝新茶呈圣俞》里写道："万木寒痴睡不醒，惟有此树先萌芽。"春分时节，气候宜人，新茶上市，正是啜茗品茶的好时光。春季温度适中，雨量充沛，加上茶树经上年冬季的休养生息，茶叶富含营养。此时喝茶，益处良多，能起到清肠、暖胃、养肝等作用。但是，不同的茶有不同的功效，喝茶也要区分体质，因人而异。

（1）提神清火选绿茶。绿茶香高味醇、清汤绿叶，具有抗菌、抗病毒、抗紫外线、提神醒脑等功效，对于解春困大有帮助。绿茶是未发酵茶，性寒，可清热，因此最能去火、生津止渴、消食化痰。容易上火的、平常爱抽烟喝酒的，还有体形较胖的人，都比较适合饮用绿茶；肠胃虚寒的人则不宜喝绿茶。

（2）养胃补益是红茶。冬春交替，气温时升时降，天气忽冷忽热，病毒和细菌开始活跃起来，这时也是感冒多发期。

红茶不仅香气芬芳，还能养护肠胃、温暖身心，预防流感、感冒。在中医看来，红茶性温，含有丰富的蛋白质和糖，可补益身体，养畜阳气，生热暖腹，增强人体的抗寒能力，同样也能助消化、去油腻，特别适合脾胃虚寒、阳虚怕冷之人。

（3）抗病首选喝白茶。春日气温变幻不定，时暖时冷，还很容易着凉。像春天易得的痛风、过敏、麻疹、咳嗽、感冒、眩晕等，其实很多都是来源于风邪。长期饮用白茶可以帮助稀释血液，降低尿酸，从而起到缓解痛风的作用。老白茶温和、暖身，适宜春季养生。

（4）怡情不妨品花茶。花茶，是一种再加工茶，将有香味的鲜花和新茶一起焖，待茶将香味吸收后把干花筛除，制成的花茶香味浓郁，茶汤色深，深得北方人喜爱。花茶有通窍之功效，春季饮用，能很好地散寒暖身，促进人体阳气的生发，令人神清气爽。比如茉莉花茶，可以清热、健脾、安神，对防止胃部不适有良好效果；金银花茶则可以清热解毒、提神解渴，对咽喉肿痛等有较为理想的疗效，对预防流感效果亦佳。

⊙　春分户外踏青

春分时节，人们开始踏青。宋代欧阳修在《阮郎归》中写道："南园春半踏青时，风和闻马嘶。青梅如豆柳如眉，日长蝴蝶飞。花露重，草烟低，人家帘幕垂。秋千慵困解罗衣，画堂双燕归。"惠风和畅，蝶飞燕舞，荡罢秋千梦周公，好不惬意。

5. 清明养生

　　清明是二十四节气中的第五个节气，每年 4 月 5 日前后。《岁时百问》曰："万物生长此时，皆清洁而明净，故谓之清明。"此时我国北方大部分地区，气温回升很快，正是桃花初绽，杨柳泛青，暖风拂面，一派明朗清秀的景致。长江中下游地区降雨明显增加，"清明时节雨纷纷"，正是唐代著名诗人杜牧对清明的真实写照。在这乍雨还晴、似寒又暖的日子里，华南地区仍然不时有冷空气入侵。清明不仅是一个节气，还是我国重要的传统节日，旧俗当天有扫墓、踏青、插柳等活动。

　　⊙　春花灿烂，谨防过敏

　　春天是花粉症、过敏性鼻炎、丘疹性荨麻疹等的高发期。在花粉季节，有过敏史和敏感性皮肤的人应尽量避开花粉，加强个人防护，防止吸入致敏花粉。最好随身携带口罩备用，皮肤过敏者最好穿着长袖衣物，避免直接与致敏原接触，以减少花粉侵入。饮食上注意避免吃虾、蟹等寒凉又易过敏的食物。外出回家后用清水洗脸可减少发病的机会。

⊙　如何判断风邪作祟

风是春天的主气，中医将风邪称为"百病之长"，意即风邪会引发寒、湿、燥、热等邪气。风邪善行而数变，一旦引发疾病，不仅发作快，而且容易转化。有一句话叫"无风不作痒"，春季很多瘙痒跟风也有一定关系。所以春天要注意预防风邪致病。

中医看病讲究"望闻问切"，大家可以通过简单的"望诊"来自测一下体内是否有风邪作祟。

（1）看看头发、头皮。如果头发比较干枯，肩膀处总是出现掉落的头皮屑，说明头皮比较干燥，可能存在风邪。

（2）观察胳膊、腿上的皮肤。有的人胳膊或腿部皮肤非常干燥，总往下掉皮屑。这也是受了风邪的表现，肌表因为得不到水湿的濡养，所以看起来不够滋润。

（3）通过手部、甲沟部的皮肤情况来判断。看手部是否容易出现裂口，尤其是一些女性朋友，一会儿洗碗，一会儿又要洗衣服，手上皮肤容易干裂。还可以看甲沟有没有倒刺，甲沟就是指甲与皮肤交接的地方，这里如果出现了倒刺，甲沟发炎了，说明皮肤比较干燥，可能存在风邪。

有以上三种情况的朋友，很容易中风邪，也很容易在春天出现过敏性症状，平日在提高自身免疫力的同时，尤其要注意谨慎食用动风（所谓动风，就是容易引起风邪，进而导致身体出现过敏反应）的食物，如香椿、蘑菇等。如果特别想吃，一定不能多吃，还要注意食用前用水焯一下。

6. 谷雨养生

谷雨是二十四节气中的第六个节气，也是春季最后一个节气，在每年4月19至21日。"清明断雪，谷雨断霜"，谷雨节气的到来意味着寒潮天气基本结束，气温回升加快，大大有利于谷类农作物的生长，所以有"雨生百谷"之说。此时阳气渐长，阴气渐消，降雨增多，空气中的湿度逐渐加大。

⊙　整理好心情，和春天告别

如果说立春是开头，雨水和惊蛰是发展，春分是过渡，清明是高潮，那谷雨就是收尾，春欲远，夏未至。杨万里曾写道："只余三日便清和，尽放春归莫恨它。落尽千花飞无絮，留春肯住欲如何？"古人惜春，多要作一首"送春诗"告别春天。今人与春天告别的方式趋于多样化，可以在日记里记录自己的心情，也可以出门春游，看看这最后的春色，喝一盏谷雨茶，或带上咖啡器具到幽静的湖边，一边听流水潺潺，一边品咖啡醇香。

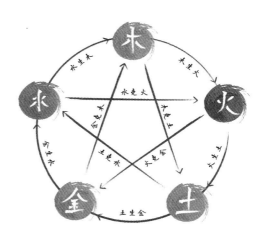

　　五行之间存在着相生相克的关系，五志分属于五行，中医里有"情志相胜法"

⊙　五行生克，原来悲伤可以战胜发怒

中医所说的"七情"指喜、怒、忧、思、悲、恐、惊七种情绪。在五行学说的影响下，《黄帝内经》将七情归纳为喜、怒、忧、思、恐"五志"。中医认为五行之间存在着相生相克的关系，五志又分属于五行，因此五志之间也存在着相互制约的关系，所以中医里有"情志相胜法"。

情志相胜法，就是根据五行相克的理论，利用一种或多种情绪去调节、控制、克服另外一种或多种不良情绪的心理疗法。《黄帝内经》将喜归心而属火，忧（悲）归肺而属金，怒归肝而属木，思归脾而属土，恐归肾而属水。忧（悲）属金，怒属木，而金克木，所以悲胜怒，也就是说悲伤可以压制怒气。这是因为人在哭泣的时候，肺气比较旺盛，肝气就会平息下来。所以对于爱生气、喜欢发怒的人，可以让他适当地哭一哭，这样就可以压制怒火。

二、夏季养生

夏季是一年之中阳气最旺盛的季节，始于立夏，包括立夏、小满、芒种、夏至、小暑、大暑六个节气。四季之中，夏季主"长"，此时天地万物阳气昌盛，万物生机活跃，人体也要顺应这一时令特点。但需注意凡事有度，阳气过盛就会造成心火旺盛，所以夏季养生精神上力避懈怠厌倦之心；情绪上要平和愉悦，免生燥热；生活上既要防暑驱热又要谨防贪凉受寒；作息上宜晚睡早起，另加注意饮食卫生，就可以避虚邪、远疾病，安度盛夏了。

中医五行学认为："夏属火，其性热，通于心，主长养，暑邪当令。"意思是说夏季在五行中属火，其性质属于热，通于我们人体五脏的心脏，夏季主要的邪气是暑邪。所以夏季养生重点是养阳、养心、避暑。

⊙　养阳

我们常说"春夏养阳，秋冬养阴"，为什么要养阳呢？因为夏季是一年之中阳气最旺盛的季节，阳气上升，天气炎热，所以人体要顺应自然保护自身的阳气，注意养阳。养阳首先就是不要去伤害它，不要熬夜，注意保暖，尤其是不要贪凉，夏季虽然外面的温度很高，但是我们不能过分贪凉。空调温度过低，经常吃寒凉的食物、喝冷饮，这些都会损伤人体的阳气。

⊙　养心

夏季对应的五脏是心脏，养心最重要的是调整自己的心境。《黄帝内经》说夏季应晚睡早起，以顺应自然界阳盛阴虚的变化，切勿因厌恶长日而心情烦躁，滥发脾气，情志应充分外露而不内藏。关键就在说夏季要精力旺盛，保证充足的睡眠，调整自己的心境。所谓"心静自然凉"，这样可以更加顺应夏天阳气旺盛的特点。运动上要尽量避免大体力的活动，中医认为"汗为心之液"，夏天汗液大量排泄，不仅损伤心气，还会导致心阴虚，出现口干舌燥、心慌、失眠、面色苍白等症状，这样更容易受到暑热邪气的侵犯，所以适合做一些缓慢柔和的运动，如八段锦、太极拳、瑜伽等等。

⊙　省苦增辛

《千金方》中提出："夏七十二日，省苦增辛，以养肺气。"即少食苦味，多进辛味。中医认为，夏时心火当令，而苦味食物尽管有清热泻火、定喘泻下等功用，却会助心气而制肺气，因此不建议夏季多吃，以免心火过旺。由于心火能够克肺金，而辛味归肺经，所以在夏季，尽管天气热，人们可以适当多吃些辛味的食物，如辣萝卜、葱白、姜、蒜等。这些食物有发散、行气、活血、通窍、化湿等功用，可补益肺气。但是要注意清淡，切勿贪食肥甘厚腻、辛辣之物。宜多食新鲜蔬菜水果，如西瓜、西红柿、黄瓜、芹菜等。主食以稀为宜，如绿豆粥、莲子粥、荷叶粥等。此外，夏天是细菌、霉菌大量滋生的时期，食物、餐具极易受污染。故饮食方面尚须留心消毒，生熟刀砧、案板须分开，外购熟食宜加工、加热后食用。

⊙ "三伏天，热成狗"

从夏至后第三个庚日算起，初伏为 10 天，中伏为 10 天或 20 天，末伏为 10 天。"三伏天"的"伏"指"伏邪"，即所谓的"六邪"（风、寒、暑、湿、燥、火）中的暑邪。这是一年中气温最高且潮湿、闷热的日子。在对热的感受方面，东方人、西方人是一致的，人们观察到，夏天热得狗都吐出了舌头。三伏天的英文即"dog days"，古罗马人认为每年 7 月、8 月的酷热是太阳加上天狼星的热能造成的。天狼星在英语里叫"the dog star"，"dog days"由此而来。俗谚说："夏至狗，无处走。""热成狗"成为有关不妙状态的妙语。

1. 立夏养生

立夏是二十四节气中的第七个节气，夏季的第一个节气，标志着盛夏时节的正式开始。逢此时节，自然界阳气旺盛，天气逐渐炎热，人们的生理状态也会随之发生改变，重点是关注心脏。这个时节容易出现烦躁不安、易怒上火等症状，因此人们要注重精神调养，为安度酷暑做好准备。

⊙　如何让夏季更"书心"

中医一贯强调"养生之要，首在养心"。人要有所依托，有一种健康的爱好，这样才能保持对社会、对生活的兴趣，进而使身心健康。书法和国画不仅是我们的国粹，而且是非常好的养生方法，表面看起来挥毫起笔只有手在动，实际上是手指、腕、肘、肩带动全身运动，将精、气、神全部倾注于笔端。整个过程动静结合，既增强了手、脑的协调能力，又锻炼了四肢的功能，同时可以修身养性、陶冶情操。可以说，书画不仅是一种艺术享受，还是一种健身活动。除书画外，垂钓、养花、下棋、阅读都是很好的适合夏季养生的方法，可以"书心"度夏。

⊙　五色五味入五脏

中医认为五色入五脏，红色食物入心经，可以养心入血、活血祛瘀。但是大家有没有发现，不是所有的人都可以吃同样的食物？比如夏季人们常吃的水果西瓜，有的人喜欢吃，有的人一吃就容易拉肚子，这是为什么呢？其实人分体质，食物也分寒凉。红色食物中偏温性的食物有温补心阳的作用，例如羊肉、荔枝、辣椒等，这些食物适合那些平时四肢冰凉的阳虚体质人群。而红色食物中偏凉性的则有清心热、去心火的作用，例如红萝卜、西红柿、西瓜，适合那些阴虚有热，或者体内湿热比较重的人。西瓜被誉为中药中的"白虎汤"，可以清热生津，具有很好的降温、解渴的功效。但夏季吃西瓜切忌贪凉，因为西瓜本身性味偏凉，冰冻的西瓜更容易耗损阳气、损伤脾胃，老人和儿童尤其要注意。同理，五味中的苦味走心，苦味的食物可以清热、泻火，例如莲子心、苦瓜有清心泻火、安神的作用，可以治疗心火旺导致的失眠、烦躁等上火症状。

⊙　抓住树上三鲜，安心"肚夏"

　　樱桃、枇杷、杏子合称立夏"树三鲜"。樱桃是夏季最早上市的水果之一，含铁量很高，同时还含有较多的维生素 C 和少量的有机酸，不仅有益健康，还能提高肠道对铁的吸收率。

　　枇杷富含人体需要的多种维生素和钙、磷、铁、钾等矿物质，还含许多生物活性物质，有助增加人体免疫力。从中医的角度，枇杷有润肺、生津、止咳的功效，常用的川贝枇杷露便是对这些功效的有效利用。

　　杏子也在立夏之后上市，民间有"端午吃个杏，到老没有病"的谚语，常吃杏子可提高人体的免疫功能。杏子还富含 β 胡萝卜素，具有强大的抗氧化能力，还有助护眼。杏子的钾含量也很高，能帮助维持体液平衡。杏核中的杏仁也有很好的止咳化痰、润肠通便的功效。

2. 小满养生

　　小满是二十四节气中的第八个节气、夏季的第二个节气，一般在每年的 5 月 20 日到 22 日之间。此时夏熟作物的籽粒开始灌浆饱满，但还未成熟，只是小满，还未大满。南方地区有"小满大满江河满"一说，反映此时南方地区降雨多、雨量大的气候特征。这时也是风湿症、湿疹等疾病的高发期，因此，要多加注意节气变化，养成"未病先防"的意识，从增强机体的正气和防止病邪侵害这两方面入手。

⊙　为何没有大满节气？

　　二十四节气中大小对称的节气有三对：大小雪、大小暑和大小寒。唯独小满节气没有与之对应的"大满"。这是古人的无意疏漏，还是另有深意？有人认为，"芒种"就是想象中的"大满"，与"小满"形成节气上的对应关系。也有人认为，万事不满则空留遗憾，过满则招致损失，小满是人生最好的状态。

⊙　未病先防，把住病从口入关

　　盛夏来临，很多人爱喝冷饮，爱吃凉菜和冷冻食品。这样很容易损伤脾胃，脾胃损伤后，人体运化水湿功能减弱，导致部分水湿内停。此外，夏天毛孔打开，大家都喜欢待在凉爽的

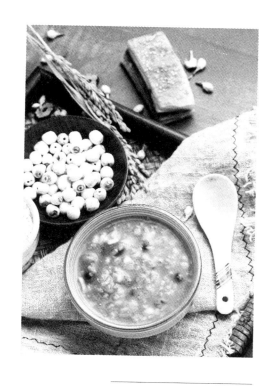

夏季暑湿较重，饮食宜清淡，可以多食用薏米等食材，有健脾胜湿的
功效

空调房里，湿寒易入侵，导致身体倦怠无力。因此，夏季要注重养心，养心安神之品有茯苓、莲子、百合等。夏季饮食宜清淡，少吃过咸的食物，平日应多吃小米、玉米、豆类、鱼类、土豆、冬瓜、苦瓜、芹菜、芦笋、南瓜、香蕉、苹果等，少吃动物内脏、鸡蛋黄、肥肉、鱼虾等。夏季还要多吃一些清热解暑的食品。

　　湿邪是夏天的一大邪气，加上夏日脾胃功能低下，人们经常感觉胃口不好，容易腹泻，出现舌苔白腻等症状，所以夏季应常服健脾利湿之物，比如藿香、莲子、佩兰、薏米等。

⊙　小满要吃苦，清火又解暑

　　春风吹，苦菜长，荒滩野地是粮仓。苦菜是中国人最早食用的野菜之一。苦菜三月生，六月开花。《周书》中说："小满之日苦菜秀。"苦菜的叶子像锯齿，吃在嘴里，苦中带涩。不过，小满之日吃点"苦"也是有必要的。不止小满，夏天时，多吃一些苦味食物，有助于清火解暑、解乏消疲。明代医药学家李时珍曾说过，久食苦菜能"安心益气"。醉酒之后，吃点苦菜也可以醒酒。

⊙　艾灸助你温肾健脾化湿

　　小满过后，雨水多起来，天气闷热潮湿，中医称为"湿邪"。

人体的脾"喜燥恶湿"，此时出汗多，水分流失也多，受"湿邪"影响最大，脾胃消化功能变差。一些夏季疾病会随之而来，出现食欲不振、腹胀、腹泻等消化功能减退的症状，还常伴有精神萎靡、嗜睡、身体乏力等，中医叫做"湿邪中阻"。对此，最好的祛湿方法，是用温阳通络、活血通经的艾灸，刺激肾经涌泉穴与脾经阴陵泉穴。

3. 芒种养生

芒种是二十四节气中的第九个节气、夏季的第三个节气，一般在每年的6月5日左右。芒种字面的意思是"有芒的麦子快收，有芒的稻子可种"。芒种节气最适合播种有芒的谷类作物，如晚谷、黍、稷等。芒种也是种植农作物时机的分界点。过了这一节气，由于天气炎热，农作物的成活率越来越低。农谚"芒种忙忙种"便是劝人们及时耕作，不违农时。

芒种时节，我国的长江流域出现雨期较长的阴雨天气，因正值梅子黄熟，故称梅雨。梅雨天气湿气重，要注意饮食清淡、起居有常、增强体质，避免季节性疾病和传染病发生。

⊙ 睡好子午养生觉

中国有些地方有谚语说："芒种夏至天，走路要人牵；牵的要人拉，拉的要人推。"这形象地反映了人们在这个时节的懒散状态。这个时节首先要使自己的精神保持轻松、愉快的状态。夏日昼长夜短，中午温度高，午休30分钟至1小时有助于消除疲劳。按照中医的养生理论，中午11点至下午1点正是心经所旺之时，午睡有利于养心安神，符合夏季养心的养生原则。

⊙　卧龙式睡姿，固肾且益心

　　右侧卧姿又称"卧龙式"。顾名思义，它来自三国的卧龙先生诸葛亮。诸葛亮睡觉时就是这种右侧卧位的姿势，所以后人称之为卧龙式。它还有很多细节的讲究：睡眠者位于下方的右腿是伸直的，上面的左腿则略加弯曲。同时，右手放在耳廓的方向，护住耳朵，但不要直接压在头底下。左手则按照自然舒服的方式放下即可。中医认为，肾主耳，用手护住耳朵是保护肾精的一种办法。通过卧龙式睡姿，肾精得固、心肾交通，气机的升降从心降到肾，再从肾回到心，保证气机循环小周天的畅顺。

⊙　一骑红尘妃子笑，无人知的荔枝病

　　芒种前后岭南荔枝进入成熟季节。荔枝因形色美艳、质娇味珍，让人回味无穷。杜牧有诗句："一骑红尘妃子笑，无人知是荔枝来。"苏轼曾说："日啖荔枝三百颗，不辞长作岭南人。"但是荔枝虽美味，吃太多不仅会上火，还会引起"荔枝病"——医学上称为荔枝急性中毒，一种低血糖引起的急性疾病。

有人问："荔枝这么甜，怎么会引发低血糖？"虽然荔枝很甜，但其糖分是果糖，人体摄入果糖后，在肝脏中需要经过一系列的转化酶催化才能变成葡萄糖被组织细胞氧化利用。如果一次性吃太多荔枝，大量摄入果糖，无法在肝脏中转化为葡萄糖被人体吸收，就会开始分泌胰岛素，使肝脏血糖浓度降低，从而导致血液中葡萄糖供应不足，引发低血糖。荔枝中还含有一种次甘氨酸，这种物质本身就有降低血糖的作用，一旦进食过多的荔枝，就会引发低血糖反应。糖尿病患者、老人、儿童尤其要注意。

⊙　夏季驱蚊有妙招

夏季，蚊虫多发的季节，当黑夜来临，稍有不慎，就会被叮咬出一个个"红包"。清人张潮在《幽梦影》里列举了"人生十恨"，第二恨就是"夏夜有蚊"。网上流传不少驱蚊偏方，如用驱蚊草驱蚊、维生素 B_1 驱蚊、吃碱性蔬菜驱蚊，等等。这些方法大多不靠谱。对于驱蚊，更有效的还是以下传统方法。

（1）装好纱窗、蚊帐，远离草丛、花坛、水池等蚊虫聚集地。相对于驱蚊水、熏醋，物理防蚊目前仍是最安全可靠的。

（2）出门穿浅色衣服。蚊子一般栖息在黑暗的环境中，深色衣服正好符合其视觉习惯。深色衣服吸热，夏天会让人的体温升高，也容易招蚊子。所以炎热的夏天最好多穿颜色比较浅的衣服。

（3）蚊子喜欢体温较高、容易出汗的人，因此运动或出汗后要及时洗澡。

（4）及时清理家中的盆盆罐罐、地漏、下水道、花盆等易积水处，有盖子的盖上，能换水的勤换水。

被蚊虫叮咬后，可用碱性皂液清洗，中和蚊虫释放的酸性物质而防止患处肿胀起包。如果已经起包，可以采用持续凉敷的方法消肿止痒。比如把湿毛巾放入冰箱冻冷后敷在叮咬部位，每2—3小时一次，每次20分钟左右。

4. 夏至养生

夏至是二十四节气中的第十个节气、夏季的第四个节气，一般在每年的6月21日左右。这一天，太阳光几乎直射北回归线，是北半球一年中白昼时间最长的一天。

夏至的到来意味着一年最热的阶段即将到来。中医认为夏至节气进入阳气最旺的时节。这一时节，要顺应夏季阳盛于外的特点，注意保护阳气，饮食宜清淡，不宜肥甘厚味。

⊙　如"荷"轻松度夏

炎炎酷暑，满塘碧绿荷叶，我们心中往往会顿觉一片清凉。其实荷叶岂止看着顺眼、舒服，它还是夏季去火、养心的难得佳品。中医认为，荷叶味苦，性平，归肝脾胃经，有清热解暑、生发清阳、凉血止血等功用，鲜品、干品均可入药，常用于治疗暑热烦渴、暑湿泄泻、脾虚泄泻及血热引起的血症。而荷叶的去火功能更让它成为当之无愧的养心佳品。自然界就是如此神奇，盛夏所产之物自然为盛夏所用。除了荷叶，其实荷的一身都是宝，荷花有清凉解暑、健脾祛湿止泻的功效；莲子可以补脾止泻、固涩止带、益肾固精、养心安神；莲子心还可以清心安神；莲藕可以清热生津、凉血止血、健脾祛湿。所以，夏季就尽情浸泡在这满园的荷塘月色中吧。

⊙　冬吃萝卜夏吃姜，不用医生开药方

夏季炎热，人们往往贪凉饮冷，而过食寒凉之物、吹空调过冷过久，都容易损伤脾胃阳气，表现为恶风怕冷、疲乏无力、腹疼腹泻、食欲不振、口中黏腻等。就养生来说，此时的饮食要以清泄暑热、增进食欲为目的。夏天众多的食材中，姜可能是最为重要的。我们常说"冬吃萝卜夏吃姜，不用医生开药方""早上三片姜，赛过喝参汤"，广东地区也有产后妇女吃猪脚姜调理身体的习俗，可见姜是温补的好食材。中医认为生姜具有发汗解表、温胃止呕、解毒的功效，夏季自然界阳气旺盛，人体吃一点姜，可起到散寒祛暑、开胃止泻的作用，而生姜还可作为调味品，调节味道，去除鱼腥等，也可搭配多种食材煲汤，烹饪方法多样，深受广大人民的喜爱。

5. 小暑养生

　　小暑是二十四节气中的第十一个节气、夏季的第五个节气。暑，热也，小暑即为小热，盛夏已经来临，天气开始炎热，却还没到最热。小暑正值初伏前后，空气湿度逐渐加大，天气由干热转为闷热，"桑拿模式"即将开启，很多地区的平均气温接近30℃，时有热浪袭人之感，但也常有暴雨倾盆而下。农谚有"小暑大暑，灌死老鼠"之说。养生要谨防暑湿和中暑。

⊙　三伏天养生要注意

　　小暑时节天气炎热，要少外出以避暑气。民间度过三伏天的办法，就是吃清凉消暑的食品。天气热的时候要喝粥，用荷叶、土茯苓、扁豆、薏苡仁等材料煲成的消暑汤或粥，非常适合此节气食用。俗话说"头伏饺子二伏面，三伏烙饼摊鸡蛋"。小暑有头伏吃饺子的传统习俗，伏日人们食欲不振，往往比常日消瘦，俗称"苦夏"，而饺子在传统习俗里正是开胃解馋的食物。多吃水果也有益于防暑，但是不要过量，以免增加肠胃负担，严重的会造成腹泻。

民间还有"冬不坐石，夏不坐木"的说法。小暑过后，气温高，湿度大。久置露天里的木料，如椅凳等，经过露打雨淋、太阳晒烤，温度升高，便会向外散发潮气，在上面坐久了，容易诱发痔疮、风湿和关节炎等疾病。尤其是中老年人，一定要注意不能长时间坐在露天放置的木制椅凳上。

⊙　什么是冬病夏治

三伏是一年中气温最高、阳气极旺的时候。按照中医"春夏养阳"的养生原则，一些冬季常发而以阳虚阴寒为主的慢性病，以及冬季发作较剧的疾病，可以在夏天通过补益正气、提高人体的免疫力得到治疗。

冬病夏治主要涉及寒邪所致、常发于冬天的疾病，如哮喘、慢性支气管炎、反复感冒等呼吸系统疾病，风湿性关节炎等骨科疾病，慢性腹泻等消化系统疾病，或虚寒体质的患者。经常咯黄脓痰和血的病人、有皮肤过敏体质的人则不适宜，所以冬病夏治应该在专业医生的指导下进行。

⊙　三伏天的天灸养生

"三伏"和"三九"作为一年中最热和最冷的时令，是人体功能最易受干扰的时机，也是最适宜于调整人体功能的时机。

天灸疗法，属于中医学中较为独特的外治法。它是以中医基本理论为指导，经络腧穴学说为核心，通过药物对穴位及皮肤的刺激作用，借经络的传导，以疏通经络、行气活血、调节脏腑功能，从而达到"夏病冬防、冬病夏治"的效果。

天灸有着悠久的历史，早在上古时期，古人在与自然和疾病作斗争的过程中，逐渐学会应用砭石放血、树枝刺穴、草药裹脚等疗法。秦汉时期有白芥子捣泥外敷百会穴治疗毒蛇咬伤的记录，这是天灸形成的萌芽时期。晋代葛洪著《肘后备急方》记载有发泡治病的验方，对发泡疗法起到承前启后的作用。张璐《张氏医通》中最早记载了天灸治疗哮喘的方药，称为经典天灸方，后世用得最多。

天灸分三伏灸和三九灸。三伏天阳气最为活跃，人体皮肤松弛，毛孔大张，药物更易渗透皮肤，起到疏通经络、调节脏腑、治病强身的功效。

天灸适用的人群包括：呼吸系统疾病（如支气管哮喘、过敏性鼻炎、慢性鼻炎、慢性支气管炎）感染者，消化系统疾病（如虚寒性胃痛、慢性肠炎、胃肠功能紊乱）患者，慢性盆腔炎、痛经、月经不调者，颈肩腰腿痛、亚健康、体质偏寒者。

注意，不是所有的人都适合贴天灸。皮肤贴外用药容易过敏者、孕妇、2 岁以内儿童不宜贴药，严重糖尿病患者慎用，阴虚者可适当缩短贴药时间。

6. 大暑养生

大暑是二十四节气中的第十二个节气，也是夏季的最后一个节气。"小暑大暑，上蒸下煮"。大暑节气的到来，往往意味着"蒸煮模式"的开启，极端高温天气有可能经常出现，大家要当心身体和情绪"中暑"。在这个全年最热的时节里，更要保持心平气和。

⊙ 小暑大暑，谨防中暑

（1）尽量避免高温天气外出。高温天气应避免外出，特别是高危人群，如果一定要在室外活动，最好避开正午时段，并做好遮阳防晒措施，穿宽松浅色的衣物。多利用沿途或周边有空调的商城、店铺做短暂歇息，哪怕只是待上一小段时间都好。另外，最好结伴出行，因为重度中暑会导致人意识不清，甚至丧失意识，如无同伴极其危险。

（2）大量饮水，注意补充盐分和矿物质。在高温天气里，不论运动量大小，都需要增加液体的摄入，不应口渴时才喝水。如果需要在高温环境进行体力劳动或剧烈运动，至少每小时喝2—4杯凉水（500ml—1000ml）。饮水应做到量少次多，水温不宜过高，应避免饮用过凉的冰冻饮料，以免造成胃部痉挛，另外记得不要饮用含乙醇或大量糖分的饮料。对于某些需要限制液体摄入量的患者，高温时的饮水量应遵医嘱。市场上的多数运动饮料可以帮助人们补充身体所流失的盐分与矿物质。在大量出汗或进行体力劳动时，可根据情况适量喝运动饮料，但不要过多，且尽量不要饮用过冷的运动饮料，避免胃肠不适。

（3）注意饮食及休息。应注意饮食尽量清淡，多吃水果蔬菜，避免吃不易消化的食物，少食高油高脂食物。另外要保证充足的睡眠，睡觉时避免电风扇或空调直吹。

⊙ 当心中"阴暑"

古人云："一岁难过关，唯有三伏天。"酷暑天气下，人易疲乏，情易烦腻，甚或虚脱中暑，这种"中阳暑"大家很容易理解，但是大家常常忽视预防"中阴暑"。炎热的季节让人

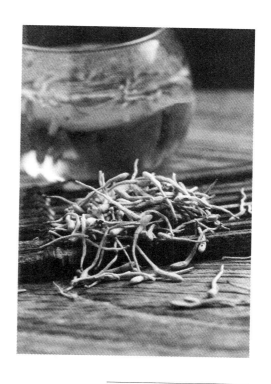

菊花、金银花等组成的养生消脂茶，可以祛热清火、排毒养颜，让夏季艳阳下多一些清凉

闷热难耐，为了解暑，很多人过上了"白天喝冷饮，晚上睡凉席，跟空调形影不离"的生活。所谓阴暑，是指过于贪凉而让寒邪袭于肌表，热闭于内而致病，常表现为头痛头晕、四肢无力、食欲不振、腹痛腹泻。中了阴暑的人，当然不能再喝冷饮、吃西瓜了。常用的解暑方法有喝温热水、生姜红糖水。生姜不仅可以温内，还可以解表散寒、祛邪外出，适当艾灸也可以促进气血运行，温阳通络，祛除阴暑。

⊙　夏季的养生消脂茶

菊花、玫瑰花、金银花、胖大海、山楂等组成的养生消脂茶，不仅可以祛热清火、排毒养颜，长期饮用还可减掉腰腹肥肉，让夏季的艳阳下多一些清凉。其中，山楂能化瘀消脂，金银花则有减肥养生的功效，对于气滞血瘀的肥胖者效果显著。不过，体质寒凉、肠胃不好的人应少喝。

三、秋季养生

秋季，始于立秋，包括立秋、处暑、白露、秋分、寒露、霜降六个节气。在秋季，天气由热转寒，阳气渐收，阴气渐长，人体的代谢也开始出现阳消阴长。因此，秋季养生，凡精神情志、饮食起居、运动锻炼，皆以"收"为关键。

⊙   收获

春华秋实，秋天是万物成熟、收获的季节。经历了春天的播种和夏天的耕耘，才有了秋天的收成，因此，诗豪刘禹锡有"我言秋日胜春朝"的感慨。一分耕耘，一分收获，无论是种植农作物，还是干事创业，都需要经过春天的辛勤劳作、夏天的拼搏努力，才能有秋天时节的丰收。这时候，就可以从容不迫地把成果收起来。这也是古人用"容平"来形容"秋三月"的原因。

⊙   收敛

春季和秋季都是阴阳之气转换的时节，容易使人产生低落、抑郁、惆怅的情绪，自古就有"佳人伤春，才子悲秋""自古逢秋悲寂寥"的说法。

为什么年轻人的抑郁症多发于春季，而年老之人的抑郁症却常见于秋天呢？年轻人阳气充足，春季阳气发越，一旦阳气生发不利，就极易郁而成病；而年长者，阳气已虚，最难耐的就是秋季的寒凉肃杀。所以在这个时节要学会"收敛神气，使秋气平，无外乎志，使肺气清"。就是说，秋天要收敛心神，遇事要淡定，不要再拼命争功谋位。《论语》里有"及其老也，血气既衰，戒之在得"，说的也是这个道理。

秋天除了要收敛心神之外，还要收敛人体发散在外的阳气、能量。要适当减少运动强度，不要搞得大汗淋漓。日常生活中可以观察到，许多人不注意秋季昼夜温差大，做剧烈运动，此时汗孔大开，易受风寒之邪入侵，发为感冒，所以秋天也是感冒多发的季节。

⊙　酸收

秋季饮食上适宜吃点"酸"的东西，因为"酸"性收敛，加上秋天气候比较干燥，口鼻、皮肤易干燥，而酸能生津，望梅能止渴。另外，因为人体夏季出汗较多，阳气都发散在体表，加上贪凉饮冷，胃肠功能下降，胃口较差，而到了秋季，人体的阳气开始收敛，胃肠功能慢慢恢复，这时候就可以适当多进食肉类，进而转换成蛋白质、脂肪贮藏体内，待气温逐渐变冷，就可以御寒保暖，顺利度过寒冬。这就是"贴秋膘"的道理。

1. 立秋养生

立秋，是二十四节气的第十三个节气，通常在每年8月7—9日。立秋一般预示着炎热的夏天即将过去，秋天即将来临。立秋以后，下一次雨凉快一次，因而有"一场秋雨一场凉"的说法。但由于我国幅员辽阔，实际上是不可能在立秋这一天同时进入凉爽的秋季的。气象资料表明，炎热的气候往往要延续到九月的中下旬，此后天气才真正凉爽起来。

　　秋天到来之后，气温稍有下降，此时不要立刻增添衣物，而要适当冻一冻，加强体育锻炼，使人体的抗御机能得到提高，从而激发机体适应寒冷的免疫力。不同年龄可选择不同的锻炼项目，但无论何种活动，都不宜过量，在周身微热、微微出汗时，即行停止，切勿搞得大汗淋漓，以保持阴精内敛，不使阳气外耗。

　　当然，秋冻并不意味着贪取风凉。立秋时节，酷暑虽然仍未完全消退，中午闷热，但早晚生凉，气候多变，稍不注意便容易生病，因此有"多事之秋"之说。所以运动出汗后应及时换衣，避免风寒邪气入侵而发病。秋季外出，应多带几件秋装，如夹衣、春秋衫、薄毛衣等，以备增减。

　　⊙　立秋时节勿滥"补"

　　老百姓都知道秋季贴秋膘。无疑，秋季应适当进补，但进补虽然重要，却不可乱补。因立秋虽然标志着秋季的开始，但立秋后的一段时间内气温通常还是较高，空气的湿度也比较大，人们不但感觉不到秋凉和秋燥，反而有闷热潮湿的感觉。再加上人们在夏季常常贪食冷饮，多有脾胃功能减弱的现象，此时如果大量进食补品或过食海鲜、肥甘厚腻的食物，会进一步加重脾胃负担，使长期处于"虚弱"状态的胃肠不能一下子承受，导致消化功能紊乱，容易发生腹泻。尤其是婴幼儿，更是秋季腹泻的易感人群。因此，立秋不宜过于着急进补。

　　饮食上主要是要选取补而不腻的食材，具体而言就是适当食用一些具有健脾、清热、利湿的食物或药物，一方面可以使体内的湿热之邪从小便排出，以消除夏日酷暑的"后遗症"，另一方面能调理脾胃功能，为中、晚秋乃至冬季进补奠定基础。此时不妨适当多喝点荷叶粥、红枣莲子粥、山药粥、莲藕汤等。对于脾胃虚弱、消化不良的人群，尽量避免进食鹿角胶、阿胶糕等，否则，非常容易加重食欲不振、消化不良等症状，脾胃虚弱者若适当多喝点具有健脾利湿作用的薏米粥、扁豆粥则对身体大有神益。

⊙　秋天也可以拥有水嫩的皮肤

　　许多人（特别是女性）苦恼秋天皮肤干燥，现介绍两个美容养生小妙招。

　　（1）美容小妙招。用鲜芦荟一片，挤汁和少许蜂蜜一起混匀（如太黏稠可加水），用指肚轻轻按摩面部，至少按摩十分钟，美容汁在脸上保持时间长些，皮肤会得到充分滋润。如果按摩时再配合按摩眼部的穴位（睛明、攒竹等），对眼部也是一次保健。

如果没有芦荟，则用奶粉、珍珠粉和蜂蜜混匀，油性皮肤的用脱脂奶粉，中干性可用全脂奶粉。先在手心放适量奶粉、珍珠粉，用少量温水中和，再加蜂蜜，按摩的中间如太黏稠要随时加水。

（2）养生小妙招。清晨洗漱后，于室内闭目静坐，先叩齿 36 次，再用舌在口中搅动。待口里液满，漱练几遍，分三次咽下，并意送至丹田。稍停片刻，缓缓做腹式深呼吸。吸气时，舌舔上腭，用鼻吸气，用意送至丹田。然后口微张，徐徐吐气，发"呬"声，以耳听不见为度。呼气时两手伸直，由下往上抬，高举过头，并翻掌向上；吸气时两手平行放下，反复 30 遍。

2. 处暑养生

处暑，即为"出暑"，是炎热离开的意思。这时的三伏天气已过或接近尾声，所以称"暑气至此而止矣"。古时有"处暑寒来"的谚语，说明夏天的暑气逐渐消退。但天气还未出现真正意义上的秋凉，此时晴天下午的炎热亦不亚于暑夏之季，这也就是人们常讲的"秋老虎，毒如虎"。这也提醒人们，秋天还会有天气热的时候，也可将此视为夏天的"回光返照"。谚语有云："处暑十八盆，谓沐浴十八日也。"意思是还要经历大约十八个流汗日。

⊙ 处暑饮食——少辛增酸、养阴润燥

秋天空气湿度下降，人们会感觉皮肤干涩粗糙、鼻腔干燥疼痛、口燥咽干。这时应及时采取措施，预防秋燥。根据中医"春夏养阳，秋冬养阴"的原则，处暑时节要多吃能滋阴润燥的食物，如银耳、藕、菠菜、鸭蛋、蜂蜜等，防止燥邪伤害人体阴液。

秋季有一个著名的养阴法则——少辛增酸。所谓少辛，指要少吃辛味食物，因为肺属金，通气于秋，肺气盛于秋，少吃辛味，才能防止肺气太盛。金克木，即肺气太盛可伤肝，故在秋天要"增酸"，以增强肝脏的功能，抑制肺气的亢盛。

从中医角度看，秋燥属于肺亢阴虚所致，辛辣的食物容易导致"上火"，消耗人体大量的体液，加重口干等阴虚症状；相反，一些酸味水果和蔬菜中的鞣酸、有机酸、纤维素等物质，有刺激胃肠消化液分泌、加速胃肠蠕动的作用。所以处暑后不宜吃辣椒、花椒、姜、葱等辛热食物，更不宜吃烧烤类食物。

另外，应防"秋瓜坏肚"，少吃冰镇西瓜等凉性水果。秋季本来就是腹泻高发季节，如果此时再大量食用西瓜等寒性水果就很容易拉肚子，孩子更要少吃。

⊙ 如何解秋乏

俗话说："春困秋乏夏打盹。"夏季天气炎热，人们晚上休息不好，白天容易犯困不难理解，然而到了秋高气爽的金秋时节，人们为什么还会出现秋乏现象呢？

在中医看来，"暑邪易伤津耗气"，在炎热的夏天，人的身体大量出汗造成水盐代谢失调、肠胃功能减弱、心血管系统的负担加重，人的身体处于过度消耗阶段。随着处暑的到来，暑气消散，气候变凉，人体各系统也从活跃状态转入生理性休整期，人便会感到倦怠乏力。这其实是人体为补偿夏季超常消耗的一种保护性反应，是体内取得阴阳平衡的一种生理现象。不过，秋乏太过明显甚至影响正常的工作和学习就不好了。秋季自然界的阳气由疏泄趋向收敛，人体内阴阳之气的盛衰也随之转换。此时宜调节起居作息，适当增加睡眠时间。夜晚睡觉不应晚于 23 点。夜晚睡觉应关好门窗，腹部盖薄被，防止秋风流通使脾胃受凉。白天只要室温不高不宜开空调。可开窗使空气流通，让秋杀之气荡涤留在房内的暑气热潮。

⊙　"秋不食姜"有道理吗

谚语有云："一年之内，秋不食姜；一日之内，夜不食姜。"秋天气候干燥，最易伤肺；生姜性温味辛，辛入肺，久服易伤阴动火，出现咳嗽、咽喉肿痛等症状，加重秋燥对身体的伤害，故"秋不食姜"。另外，夜晚是人体收敛阳气的时候；而生姜性温味辛，辛能发散，晚上食用生姜，扰动阳气，易使人出现口燥咽干、心烦不寐、盗汗心悸、咽痛音哑等症状，故有"夜不食姜"之说。当然，凡事都不是绝对的，对于身体虚寒的人来说，秋天、晚上仍可食姜。

3. 白露养生

白露是秋天的第三个节气，表示孟秋时节的结束和仲秋时节的开始。《月令七十二候集解》中说："八月节……阴气渐重，露凝而白也。"白露的出现，表示天气开始转凉。此时我国大部分地区，日平均气温已经降到 22℃以下，到夜晚，能明显感到一丝丝凉意。大山深处，层林尽染，万山红遍，满目已是金色之秋。

⊙ 白露身不露，添衣防秋寒

常言道"白露身不露，寒露脚不露"。白露过后，气候逐渐变凉，一早一晚更添寒意，如果这时再赤膊露体，就容易受凉，轻则易患感冒，重则易染肺疾。秋气主燥，燥易伤肺。如因着凉而使免疫力下降，就很容易患上呼吸系统疾病，如发烧咳嗽、支气管炎、肺炎等。因此，白露时节，应适当添衣防秋寒。

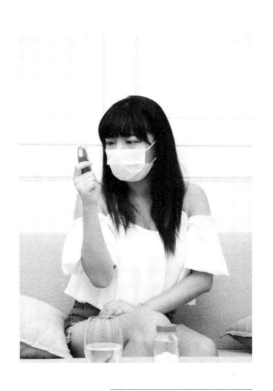

因着凉而使免疫力下降，容易患上呼吸系统疾病，如支气管炎、肺炎

⊙　白露应预防"换季病"

白露之日，也是夏秋交替之时，气候变化剧烈，如果不多加注意很可能使旧病复发或诱发新病，因此应积极采取措施预防疾病。此时，有呼吸系统疾病的老年人更应注意。老年人本身抵抗力就弱，加上气温变化，很容易导致慢性气管炎等旧病复发。秋季致敏原也开始增多，因此有过敏体质的人应避免与致敏原接触。

秋季也是胃肠疾病的高发季节，稍有不慎就可能腹泻。由于天气转凉，人们的食欲随之增强，胃肠的负担因此加重，有可能导致胃病复发。因此，要注意饮食卫生，少食多餐，定时定量，戒烟限酒，切忌暴饮暴食，过甜、过油腻的食品会引发急性肠胃炎、胆囊炎、胰腺炎等疾病。

⊙　白露送凉，秋粥宜人

经过炎夏和秋暑的消耗，到白露节气，人体的消化功能逐渐下降，肠道抗病能力也减弱，稍有不慎，就可能发生腹泻。俗语说"秋粥宜人"，这段时间应多吃清淡而健脾的淡粥，既增进食欲，又对健康有益。下面推荐几款时令秋粥。

【板栗瘦肉粥】

板栗，又名栗子，素有"千果之王"的美誉，属于健脾补肾、延年益寿的上等果品。中医认为，板栗性味甘温，有养胃健脾、补肾壮腰、强筋活血、止血消肿等功效，对高血压、冠心病、动脉粥样硬化等具有较好的防治作用。

材料：板栗 100 克，大米 250 克，瘦肉 100 克。

做法：（1）将板栗剥去外壳和中间的皮屑、杂质，切成小块备用；

（2）将瘦肉洗干净，剁成肉末；

（3）加入酱油、砂糖、盐和食用油，搅拌均匀，腌制 10 分钟；

（4）大米洗干净，加入适量清水，加入切碎后的板栗块，搅拌后用大火煮开，转中小火煮 30 分钟；

（5）瘦肉末加入少许清水调稀，倒入板栗粥中，转大火煮到沸腾即可。

【三宝润燥粥】

中医认为，初秋之燥为温燥，此时要多吃养阴润肺的食物。这款三宝润燥粥含银耳、莲子、红枣，很适宜初秋食用。

材料：银耳 10 克，莲子 15 克，大枣 3 枚，粳米 15 克，冰糖适量。

做法：（1）莲子、大枣用温水泡发，洗净；

（2）洗净粳米，沥干水备用；

（3）银耳摘去根蒂，用手掰成小片；

（4）砂锅中加两碗水，放入莲子、银耳、大枣、冰糖，用中火煮；

（5）烧沸后，加入粳米，待煮开后用小火熬煮20分钟即可。

4. 秋分养生

秋分在每年公历的9月23日左右。按旧历说，秋分刚好是秋季九十天的中分点。正如春分一样，阳光几乎直射赤道，昼夜等长。我国古籍《春秋繁露》中记载："秋分者，阴阳相半也，故昼夜均而寒暑平。"在天文学上，则把秋分作为夏季的结束和秋季的开始。确切地说，北半球的秋天是从秋分开始的。

⊙　自古逢秋悲寂寥，秋分如何避免"悲秋"

秋分时节，自然界肃杀之气渐盛，万物萧条，古代诗词不乏悲秋之作。《楚辞·九辩》："悲哉，秋之为气也！萧瑟兮，草木摇落而变衰。"杜甫《登高》："万里悲秋常作客，百年多病独登台。"苏轼《南乡子·送述古》："回首乱山横，不见居人只见城。谁似临平山上塔，亭亭。迎客西来送客行。归路晚风清，一枕初寒梦不成。今夜残灯斜照处，荧荧。秋雨晴时泪不晴。"

为什么会"自古逢秋悲寂寥"呢？按照古人的理解，五脏中的"肺"属金，七情中的"悲"属金，四季中的"秋"也属金。因此在秋天，尤其是秋雨连绵的日子里，人们容易产生伤感的情绪。科学研究则表明，在人体大脑底部，有一种叫"松果体"的腺体，它能够分泌"褪黑素"。这种激素能促进睡眠，但分泌过盛也容易使人抑郁。气温的变化对褪黑素的分泌会产生间接影响，尤其是在冷热交替的换季时节。

预防"悲秋"最有效的方法是心理调节，保持乐观情绪。"不以物喜，不以己悲"或许不是那么容易做到，但我们可以调整心态，不做情绪的奴隶。英国著名作家迪斯雷利曾经说过："为小事生气的人，生命是短暂的。"当情绪不好时，最好的方法是转移注意力，如参加体育锻炼，打打太极拳、散散步，或参加适当的体力劳动，用肌肉的紧张去消除精神的紧张。

⊙ 秋蟹肥美却不可多吃

"西风起，蟹脚痒；菊花开，闻蟹来"，丹桂飘香的秋季，正是吃蟹的最佳时节。在一饱口福的同时，老饕们对这些"横行无忌"的生物也要多些了解。

（1）螃蟹性寒。中医认为，螃蟹性寒，可在食用时喝点白酒、黄酒，或者在烹调的时候加入姜、紫苏等作料。

（2）蟹要煮透。蟹的体表、腮帮、肠胃中都藏匿了诸多病菌和污泥，因此一定要将螃蟹清洁干净。在烹调时，一定要蒸熟煮透，最少蒸煮 20 分钟。大闸蟹的内脏积存了重金属，不宜食用，以免中毒。

（3）现蒸现吃。螃蟹和其他食物不同，含有较多的组胺酸，这种物质在某些维生素的作用下会分解为组氨，组氨会引起人中毒。回锅加热虽可杀灭病原微生物，却不能破坏毒素。因此，蟹最好现蒸现吃。

（4）不可过量。螃蟹固然好吃，但切记不可过量。蟹类富含蛋白质，还有很高的胆固醇，一旦进食过量便容易引发疾病。即便是对于身体健康的人来说，螃蟹吃得过多，也会引起肚痛、腹胀、上吐下泻等消化不良症状。对于本身患有肝炎、心血管疾病、胆囊炎、感冒等疾病的人来说，吃了螃蟹可能加重病情。因此，吃螃蟹一定得有节制，最好一顿只吃一只。另外，吃螃蟹时别喝啤酒，因为这两种食品都含有高嘌呤，吃多了容易引发痛风。

5. 寒露养生

寒露是秋季的第五个节气，表示秋季时节的正式开始。从字面上看，寒露的"寒"就是寒冷，"露"则表示了近地面层水汽凝结成露水的现象。但从气象角度来看，寒露节气和白露、霜降这两个节气一样，所表示的热量变化意义比它的水分变化意义更为明显。应该说，它更多地体现了一种气温转变、季节转换的进程。

如果说"白露"节气标志着炎热向凉爽的过渡，暑气尚未完全消尽，早晨可见露珠晶莹闪光，那么"寒露"节气则是天气转凉的象征，标志着天气由凉爽向寒冷过渡，露珠寒光四射，如俗语所说的那样，"寒露寒露，遍地冷露"。

⊙ "寒露脚不露"，预防寒从脚底生

前文提到过一句俗语"白露身不露，寒露脚不露"。寒露时节，天气将冷未冷，白天和夜晚的温差很大。因此，寒露节气前后要注重足部的保暖，外出尽量不穿凉鞋和短裤，在家也不要赤脚，以防"寒从足生"。双足离心脏最远，血液供应较少，且脚部的脂肪层较薄，特别容易受到寒气的刺激。脚部受凉，容易引起上呼吸道黏膜毛细血管收缩，导致人体抵抗力下降。呼吸道对冷空气刺激极为敏感，骤然降温使呼吸器官抵抗力下降，病邪就会乘虚而入。轻则引起外感咳嗽，重则可使气管炎、哮喘等呼吸系统疾病发作。

寒露时节，如果条件允许，最好每天睡前用热水泡脚。这样既可预防呼吸道感染性疾病，还能使血管扩张、血流加快，改善脚部皮肤和组织营养，减少下肢酸痛的发生，使人精力充沛。泡脚最好在晚上9点左右，这个时间泡脚可以达到最好的补肾效果。此时肾经气血比较衰弱，泡脚可使身体热量增加、体内血管扩张，有利于活血，从而促进体内血液循环，达到补肾、消除疲劳的效果。

⊙　寒露吃芝麻，润燥又通便

根据中医"春夏养阳，秋冬养阴"的四时养生理论，寒露已处深秋，此时应养阴防燥、润肺益胃。于是，便有了"寒露吃芝麻"的习俗。

芝麻分为白芝麻、黑芝麻。食用以白芝麻为好，药用以黑芝麻为好。白芝麻通常省称为"芝麻"，而"黑芝麻"的"黑"字是不能省略的，也不是多余的。

黑芝麻药食两用，具有"补肝肾，滋五脏，益精血，润肠燥"等保健功效，被视为滋补圣品。一方面是因为它含有优质蛋白质和丰富的矿物质，另一方面是因为它含有丰富的不饱和脂肪酸、维生素E和珍贵的芝麻素及黑色素，可以补充头发营养，对头发健康有好处。

白芝麻含有大量的脂肪和蛋白质。白芝麻中的亚油酸有调节胆固醇的作用；白芝麻中含有丰富的维生素 E，能防止过氧化脂质对皮肤的危害，可使皮肤白皙润泽。白芝麻还具有养血的功效，令皮肤细腻光滑、红润光泽。

下面介绍两道与芝麻相关的药膳。

【芝麻黑发茶】

材料：黑芝麻、白芝麻各 5 克。

做法：（1）将黑芝麻、白芝麻略洗、沥干；乌龙茶放入杯中，以热水略冲去杂质后，将水倒出。

（2）锅中放入黑芝麻、白芝麻炒至香味四溢后，盛出略放凉，研磨成粗末。

（3）将芝麻末投入杯中，再次注入热水，静置 3 分钟后即可饮用。

功效：可延缓中老年人头发变白、记忆力衰退，并有润肠道、利排便的作用。

【芝麻粳米粥】

材料：黑芝麻 30 克，粳米 60 克。

做法：加水煮成稀粥食用，亦可加糖调味服用。

功效：本方源于《本草纲目》。可用于调治肝肾两虚、筋骨不健、四肢酸软无力等症状。

需要注意的是，黑芝麻和白芝麻均有润燥滑肠的作用，有外感症状或者脾虚腹泻的人则不宜食用。

6. 霜降养生

霜降是秋季的最后一个节气，也是秋季到冬季的过渡节气。此时，北方大部分地区已在秋收扫尾，即使耐寒的葱也不能再长了，因为"霜降不起葱，越长越要空"。在南方，却是"三秋"大忙季节，农民忙着收割晚稻，种早茬麦，栽早茬油菜，摘棉花，拔除棉秸，耕翻整地。苏东坡有诗云："千树扫作一番黄，只有芙蓉独自芳。"描写的正是南方地区气候温和的景象。霜降期间，田畴青葱，橙黄橘绿，秋菊竞放，芙蓉盛开，把南方大地打扮得更加艳丽。

霜是地面的水汽遇到寒冷天气凝结而成的，所以霜降不是降霜，而是表示天气寒冷，大地将产生初霜的现象。气象学上，一般把秋季出现的第一次霜叫做"早霜"或"初霜"，而把春季出现的最后一次霜称为"晚霜"或"终霜"。从终霜到初霜的间隔时期，就是无霜期。

⊙　"一年补通通，不如补霜降"

闽南地区有一句谚语，叫做"一年补通通，不如补霜降"。

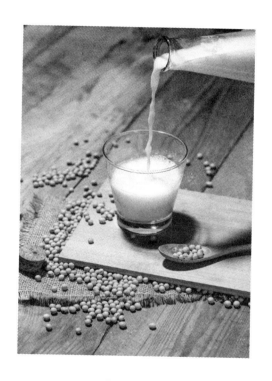

霜降时节宜选择润燥滋阴的饮食，有增强免疫力的功效，如豆浆

这句谚语充分表达出当地对霜降这一节气的重视。

中医认为，霜降应淡补。因此在霜降时节饮食应尽量保持清淡。尤其不要在食物中放太多的盐。

这个时节常用的进补中药有沙参、麦冬、百合、玉竹、女贞子、大枣、白果等。不过，从中医的角度来看，"药补不如食补"，而且即使是药补，也要根据个人的体质而定，不能乱补。尤其是老人，如果胡乱进补，不但起不到调养身体的作用，有可能还会适得其反。而对于小孩，则应顺节气转向收敛、降气、润燥。

此时节宜选择润燥滋阴的饮食，以增强免疫力。全麦面、小麦仁、豆浆、花生、芝麻、红薯、山药、南瓜、萝卜、白菜、洋葱、藕、百合、木耳、梨、苹果、葡萄、枸杞、大枣、橄榄、甜杏仁、甘蔗、蜂蜜、鸭蛋等都比较适宜这个时节食用。如果无风寒天气或没有感冒症状，应尽量少用或不用解表发汗的食品，如大葱、生姜、辣椒、芥末等。

⊙　霜降应预防消化性溃疡

霜降除了要注重养肺润燥外，顾护脾胃也是必不可少的，因为霜降时节是溃疡高发的时候。此时，溃疡发病率猛增的主要原因是冷空气的刺激、胃酸分泌过多和饮食不合理。冷空气会刺激人体，使胃酸分泌增多，进而刺激胃黏膜，引发溃疡病。同时，人们在室外吸入的凉气会引起肠胃黏膜血管收缩，导致黏膜缺血、缺氧，大大削弱肠胃黏膜的保护作用，影响溃疡处修复，甚至引发新的溃疡。此外，天气寒冷的时候，人们喜欢吃火锅、热粥等，实际上过烫的食物会给胃黏膜造成很大的刺激，恶化原有的溃疡，甚至导致消化道出血。

四、冬季养生

冬季包括立冬、小雪、大雪、冬至、小寒、大寒六个节气。此时天气逐渐转冷，人体的机能活动也与自然相应，阳气内收，蓄积于内以御寒。清代石成金在《养生镜》中告诫人们："冬三月乃水藏闭涩之时，最宜固守元阳，以养真气。"能否养好"藏"不仅关系到来年是否有精力，还关系着人的寿夭，所以冬季养生重在一个"藏"，饮食、起居、情志活动要以补、静、敛为要。

⊙　起居御寒为首

御寒为冬季养生第一步，寒气凝滞收引，易导致人体气机、血运不畅，而引起旧疾复发或加重，特别是一些严重威胁生命的疾病，比如中风、脑溢血等。

　　俗话说："风从颈后生，寒从脚底入。"御寒保暖主要从后背和足部做起。颈部、后背是足太阳膀胱经循行部位，为人体阳中之阳。寒邪易伤阳气，通过背部入侵可引发呼吸系统和心脑血管疾病，故背部保暖尤为重要，入冬后应穿保暖厚实的衣物，佩戴围巾等保暖之物。此外，应注意冬季不宜频繁洗澡。洗澡虽能清洁皮肤，促进新陈代谢，但冬季气候寒冷，洗澡太勤，无疑增加了寒邪从颈背入侵的风险，导致疾病发生。而且冬季天气干燥，洗澡过勤过久会伤害皮脂腺，使皮肤失去对外邪的抵抗力，由此导致皮肤瘙痒。

　　脚位于人体最下部，足少阴肾经、足太阴脾经、足厥阴肝经三条阴经都汇集于此，但同时也是阳气最不易到达的地方，阳虚体质的人常有脚部发凉的症状，在冬季更为明显。此时可在入睡前，用40℃—50℃的热水泡脚，以加速血液循环。也可配合加入一些温热的药物，起到祛寒保暖、鼓舞阳气、引热下行的作用，对于下半身阳气虚、阴寒重的情况非常有好处。此外，头为诸阳之会，人体的阳经于头面部交汇，故在冬季用冷水洗面，可以促进头面的血液循环，增强机体的抗病能力。

⊙　情志含而不露

　　冬天寒风凛冽，草木凋零，人体的阴阳消长相对缓慢，养神的重点是"使志若伏若匿"，这也符合冬季养生"藏"的原则。就是要保持精神静谧，尽量控制自己的精神情志活动，最好能做到含而不露，像个人隐私一样藏而不宣，又怀着一种隐约的期待。《素问》指出："百病生于气也，怒则气上，喜则气缓，悲则气消，恐则气下，惊则气乱，思则气结。"这是说情绪导致气机失常，引起疾病发生。因此应避免情绪的大起大落。

⊙　运动防寒防冻

　　在冬季，人体新陈代谢相对缓慢，血流缓慢，韧带弹性和关节的灵活度降低，此时人应该少动多静。但并非什么运动都不做，冬季锻炼应循序渐进，运动有度，不能骤然运动，避免大汗淋漓，锻炼后及时擦干汗液，穿干燥衣物。对于中老年人来说，特别是患有呼吸道疾病、高血压、心脑血管疾病的人，不宜晨练，因早晨气温低，血管易收缩，造成气血运行不畅而使原有疾病复发或加重。此时，可以选择傍晚时段进行锻炼活动。在冬日里散步、慢跑都是不错的选择，这些运动能使身体微微出汗，气血静而不止，从而阴阳更调和。

⊙　冬令进补藏阳气

　　冬季气候寒冷，阳气伏藏于内，饮食调养也当养"藏"。

也就是我们平常所说的"冬季进补"。补什么呢？补人体阳气、补精、补肾。冬季饮食应尤其注重补肾。所谓"肾为先天之本"，肾主藏精，内寄元阴元阳，元阴元阳在人体属于易耗物质，宜藏不宜泄，需要饮食充养。冬季是充养元阴元阳的最好季节。一般黑色的食物能入肾而补虚，如黑芝麻、黑豆、黑米等。

　　冬季补肾不是泛补、滥补，也不是一味用名贵食材补养身体，而是根据每个人不同的体质，辨证施补，如此才能有的放矢，达到事半功倍的效果。在冬季，人们往往会感到食欲旺盛，可适当摄入高热、高营养、味浓色重、补益力强的食物，如羊肉、牛肉、鸡肉等。"当归生姜羊肉汤"正是食饮之时，能够起到温肾助阳、补气养血之效。

　　但是，对于患病的人来说，冬日进补应谨慎，遵守医嘱择取食物，如糖尿病患者可以生晒参、人参等作为补品，而避免甘草等含糖较高的药食；有血脂过高、动脉硬化等疾病的患者，就应避免吃阿胶、牛鞭等高蛋白、高脂肪、高糖分的食物。所以，本身患有疾病之人，切记进补应谨慎，不适合的进补无疑会导致病情加重、越补越糟。

1. 立冬养生

　　立冬是冬季的第一个节气，象征冬季的开始。古人认为，冬季为闭藏、收藏的季节，而揭开这收藏的序幕，就是立冬这一天。"冬"这个字在汉语里的意义颇为巧妙，一是它与"冻"音近，人们听到冬声，即会联想到凛冽的北风和寒冷的霜雪；二是它为无丝可傍的"终"字，意为天地万物的活动都趋向休止，准备蛰伏过冬，也是人们收藏、补冬和养精蓄锐等待来春的时候了。

我国幅员辽阔，除全年无冬的华南沿海和长冬无夏的青藏高原地区外，各地的冬季并不都是于立冬日同时开始的。按气候学划分四季标准，以下半年平均气温降到10℃以下为冬季，则"立冬为冬日始"的说法与黄淮地区的气候规律基本吻合。我国最北部的漠河及大兴安岭以北地区，9月上旬就已进入冬季，首都北京于10月下旬也已一派冬天的景象，而长江流域的冬季要到"小雪"节气前后才真正开始。

⊙ 立冬补冬不可盲目"进补"

俗话说"一年最辛苦，秋冬来进补，秋冬一进补，春天能打虎"，老百姓都知道"秋冬进补"的好处。然而，如果不知道养生法则，立冬补冬乱进补，则往往会适得其反。

总体来说，立冬饮食调养要遵循"秋冬养阴""无扰乎阳""虚者补之，寒者温之"的古训，随气候的变化而调节饮食。少食生冷，但也不宜燥热，有的放矢地食用一些滋阴潜阳、热量较高的膳食（如牛羊肉、乌鸡、鲫鱼）为宜，同时也要多吃新鲜蔬菜以避免维生素缺乏。多饮豆浆、牛奶，多吃萝卜、青菜、豆腐、木耳等。要注意的是，我国地域辽阔、人文有别，同属冬令，西北地区天气寒冷，进补宜食用大温大热之品，如牛、羊等；而长江以南地区虽已入冬，但气温较西北地区要温和得多，进补应以清补甘温之味为主，如鸡、鸭、鱼类；地处高原山区，雨量较少且气候偏燥的地带，则应以甘润生津的果蔬、冰糖为宜。除此之外，还应因人而异，因为食有谷肉果菜之分，人有男女老幼之别，体（体质）有虚实寒热之辨，故立冬进补，应避免以下误区。

（1）忌乱进补。"知己知彼，百战不殆。"作战如此，进补也是如此。应该先了解自己该不该补，属于何种体质。一般而言，中年人以补益脾胃为主，老年人以补益肾气为主。最好在有经验的医生指导下判定。

（2）忌唯补药而补。对于想健身长寿者来说，光靠补药不是好办法。还要注意适当地运动锻炼、调整饮食、多用大脑（做脑操），才能达到真正意义上的养生。

（3）忌过于滋腻。对于身体状态不太好、脾胃消化不良者来说，首先是要恢复脾胃的功能，否则服再多的补物也是无

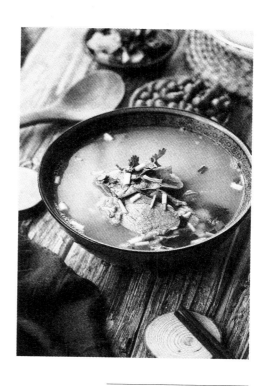

虚寒体质的人群，平时可以多食用当归生姜羊肉汤来温补阳气

用。因此，冬令进补不要过于滋腻厚味，以易于消化为准则。

（4）忌无病进补。无病进补，既增加开支，又会伤害身体，如服用鱼肝油过量可能引起中毒，长期服用葡萄糖会引起发胖。另外，补药也不是多多益善，任何补药服用过量都有害。

⊙ 防治脑梗死，多做健脑操

健脑操中的许多动作，能增加脑部的供血量、减轻脑血管的压力，从而可降低脑梗死的发病概率。每天坚持做如下动作，能让人神清目明，特别适合长期坐在电脑桌前的上班一族。

（1）双掌擦头：双手十指交叉置于后颈部，左右来回摩擦 100 次。

（2）前后点头：头前俯时颈项尽量前伸，反复做 30 次。

（3）左右转头：头先向左后向右转动，幅度不宜过大，以自觉酸胀为好，反复做 30 次。

（4）旋肩舒颈：双手放在两侧肩部，掌心向下，两肩先由后向前旋转 20 次，再由前向后旋转 20 次。

（5）颈项争力：取站立姿势，两手紧贴大腿两侧，下肢不动，头转向左侧时，上身旋向右侧，头转向右侧时，上身旋向左侧，共做 10 次。

（6）翘首望月：身体不动，头用力左旋并尽量后仰，看左上方 5 秒钟，复原后，再换方向做。

（7）摇头晃脑：头按顺、逆时针方向各旋转 5 次。

（8）头手相抗：双手交叉紧贴后颈部，用力向前顶头颈，头颈则向后用力相抗 5 次。

2. 小雪养生

小雪是冬季的第二个节气。进入该节气，中国广大地区西北风开始成为常客，气温下降，逐渐降到 0℃以下，但大地尚未过于寒冷，虽开始降雪，但雪量不大，故称小雪。

⊙ 小雪防"寒"病

小雪节气，天气渐冷，易诱发冻疮、风寒感冒、手脚冰凉等，因此，在小雪到来之际，应预防这些常见的"寒病"。

（1）防冻疮。冻疮虽然算不上什么大病，但发作起来让人痒痛难忍。冻疮好发于初冬、早春季节，儿童、妇女和末梢血液循环不良者尤其多见。这些患者常伴有肢体末端皮肤发凉、肢端发绀、多汗等表现。

在冬季要适当用具有御寒功效的食物进行温补和调养，以起到温养全身组织、增强体质、促进新陈代谢、提高人体防寒能力的作用，减少疾病发生。

中医认为，羊肉、桂圆、韭菜、核桃、小米等食物具有温阳益气的作用，多吃可以提高御寒能力。相反，螃蟹、鸭肉、绿豆、冰糖、香蕉、黄瓜、西瓜、梨等凉性或寒性的食物最好少吃。

冻疮虽然病在皮肤上，其实多为体内阳气不足、外寒侵袭、阳气不伸而致。因此，在治疗上常采用温经散寒、活血化瘀、消肿止痛的方法。方药以当归为主，可选择"当归四逆汤"：当归15克，桂枝12克，赤芍10克，通草、甘草各6克，细辛3克，大枣8枚煎服。

（2）防风寒感冒。冬季常见的感冒有"风寒感冒"和"风热感冒"两种类型。风寒感冒者一般有受寒经历，怕冷，狂流清鼻涕、打喷嚏，基本不出汗或很少出汗。

治疗风寒感冒的关键在于发汗，民间常用加盖厚被、喝姜枣水、喝姜粥米汤、热水泡脚等方法，食疗可选择姜糖苏叶饮。

（3）防手脚冰凉。从中医的观点来看，手脚容易冰冷、麻木，多是属于气血的毛病。体形较瘦、虚寒体质的女生或中老年人最容易出现手脚冰冷的情形。

对于该体质人群，建议少喝冷饮，少吃生冷食物，多吃温补的食物。小雪时令，可进食当归生姜羊肉汤（当归、生姜、葱白适量，与羊肉同熬）、太子参鸡汤（太子参、生姜、大枣、葱白与鸡同熬）。这两款药膳都有温经活血、通筋活络、益气养血的作用。另外，还可用炮姜、桑枝、桂枝单方或组合熬水泡洗。

（4）防皮肤干燥。入冬以后，天干物燥，人体的皮肤亦容易干燥，此时可自制"胡桃芝麻饮"预防皮肤干燥，常喝还有滋肾润发的作用。具体做法如下：胡桃30克，芝麻20克，牛乳200毫升，白糖适量。将胡桃仁、芝麻研为细末，与牛乳混匀，煮沸饮服，白糖调味，分作2份，早晚各1份，每日1剂。需要注意的是，平素脾胃虚弱、大便溏泄的人群不宜服用本方。

3. 大雪养生

大雪是冬季的第三个节气，标志着仲冬时节的正式开始。《月令七十二候集解》说："大雪，十一月节，至此而雪盛也。"大雪时天气更冷，降雪的可能性比小雪时更大，并不指降雪量一定很大。

⊙　两个部位要保暖

进入大雪节气，降温幅度会进一步加大，最重要的养生即保暖。身体暖和，气血才会顺畅，才能避免疾病的发生。

　　保暖强调的是头和脚。从现代医学角度来看，头部的血管密集，耗氧量大，热量散发也多。研究发现，静止状态不戴帽子的人，在环境气温为15℃时，从头部散失的热量占人体总热量的30%。从中医角度来说，头为"诸阳之会"，也是应该重点做好保暖的部位。尤其是患有心脑血管疾病的人，做好头部保暖对预防脑卒中等很有帮助。

　　俗话说"寒从脚下起"，脚离心脏最远，血液供应慢而少，皮下脂肪较薄，保暖性很差，一旦受寒，会反射性地引起呼吸道黏膜毛细血管收缩，降低抗病能力，导致呼吸道感染，因此在寒冷的大雪时节，脚部保暖也应加强。

⊙　打开身上的四个"暖气开关"

　　许多人冬天会出现手足冰冷的情况，那么如何才能更好地做到"避寒就温"呢？大雪节气，可常按摩以下四个"暖气开关"。

　　（1）耳朵。冬季经常按摩双耳，不但能预防冻疮，还有助于肾脏的保健和气血的顺畅。可以采取拉耳垂、提耳尖、摩耳轮这三种常见的方法进行按摩，时间在2—5分钟为宜，但手法一定要轻柔。

　　（2）大椎。人的脖子后有一个重要穴位——大椎，是"手足三阳、督脉之会"。人体手三阳经有三对，共六条，足三阳经也有三对，也是六条。这六对十二条阳经运行着人体后天的阳气，温养人体周身。畏寒怕冷的人，用灸大椎穴的方法，让热量在经脉中流动，很快就暖和起来。

（3）劳宫。当屈指握拳时，中指指尖所点处就是劳宫穴。可采用按压、揉擦等方法做逆时针按摩，每个穴位按10分钟左右，每天2—3次，能够起到暖手助热、宁神养心、促进睡眠的作用。

（4）涌泉。涌泉穴位于足心，在足底前三分之一凹陷处，是养生防病的要穴，尤其适合肾虚、怕冷、体乏、精神不振的老年人。俗话说"若要老人安，涌泉常温暖"，建议每天用双脚掌对搓，或用右手搓左脚，左手搓右脚，坚持按摩可使精力旺盛，体质增强，提高御寒能力。冬天怕冷的人，建议多按摩涌泉穴。

4. 冬至养生

冬至俗称"冬节"，是一个重要的节气，也是中华民族的一个传统节日。古时有"冬至一阳生"的说法，就是说从冬至这天开始，阴气达到极点，阳气开始生发。

殷周时期，冬至节相当于春节。后来实施夏历，但冬至一直排在二十四个节气的首位，称为"亚岁"。明、清两代，皇帝在冬至举行祭天大典，谓"冬至郊天"。人们最初过冬至节是为了庆祝新的一年的到来。古人认为自冬至起，天地阳气开始兴作渐强，代表下一个循环开始，是大吉之日。因此，后来一般在春节期间进行的祭祖、家庭聚餐等习俗，也往往出现在冬至。把冬至作为节日来过源于汉代，盛于唐宋，相沿至今。

⊙　"数九寒天"指的是什么

我国传统有从冬至开始"数九"的习俗。冬至这一日为"一九"的头一天，每九日为一段落，代表寒冷程度的加深，直至"九九"数尽（共八十一日）。这期间被叫做"数九""九九"，也称为"数九寒天"。其中"三九"时最为寒冷。

寒冬季节是关节退行性变、颈肩腰腿痛、过敏性鼻炎、面瘫、哮喘、胃肠道疾病等常见病的高发季节。《黄帝内经》说："邪之所凑，其气必虚。"肺、脾、肾等脏器的虚弱是致病的关键。

《黄帝内经》又说："寒者热之"。对于虚寒体质的人群，可在三九天时候，接受天灸疗法。

⊙　冬至升嘶降嘿式功法

根据"秋收冬藏""阴静阳躁"的原理，冬至节气后应注意运动不可过多，要在动中求静。

相传由陈抟老祖编创的导引养生功法——"冬至升嘶降嘿式功法"，非常适合冬至前后用来锻炼养生。本功法在手足形体并练的同时，加入了升气"嘶"字诀、降气"嘿"字诀的练习，故有此名。此功法可使体内肾气先升后降，从而达到温肾助阳、锻炼精气神的作用。

练功时，正身平坐，竖脊含胸，两腿伸直，两手自然覆按于两膝。

一式：两手十指张开，屈指内扣成"虎爪"，抓、扣两侧膝盖，并向上提拉两腿，两腿借力屈膝收至胸前。同时吸气念"嘶"字，脚跟着地，动作到位略停，屈膝内收至胸前。

二式：两手变掌，顺势内旋、下按，同时呼气发"嘿"声，两腿借势伸直放平。

三式：两掌外旋，指尖向前，动作略停，体会掌心热力向两膝深处传导。

5. 小寒养生

小寒，是冬季的第五个节气。小寒与大寒、小暑、大暑及处暑一样，都是表示气温冷暖变化的节气。《月令七十二候集解》中说"月初寒尚小……月半则大矣"，就是说，在黄河流域，当时大寒是比小寒冷的。又由于小寒还处于"二九"的最后几天里，小寒过几天后，才进入"三九"，并且冬季的小寒正好与夏季的小暑相对应，所以称为小寒。

小寒的特点是天渐寒，尚未大冷。隆冬"三九"也基本上处于本节气内，因此有"小寒胜大寒"之说。这是因为在上一个节令冬至时，地表得到的太阳光、热最少，但还有土壤深层的热量补充，所以还不是全年最冷的时候。等到冬至过后，也是到"三九"前后，土壤深层的热量也消耗殆尽，于是便出现全年的最低温度。

小寒过后即进入了最为寒冷的"三九天"，中医认为，小寒是阴邪最盛的时期。所谓"阴极之至，阳气始生"，因此养生要注意"三防"和"四补"，平安度过这一时期。

⊙　小寒三防

（1）防"头颈寒"。中医认为"寒性凝滞，寒性收引"。小寒时节，保暖是第一要务，尤其要注意头部保暖，外出记得戴帽子。因为头部是人体的神经中枢所在，并且头为诸阳之会，所有的阳经都上达于头部。

高领衣服、围脖、帽子等都可以保护头颈，冬天在室外即便戴很薄的帽子，也有助于防寒。

（2）防"身受凉"。后背是人体督脉的循行之处，督脉被称为"阳脉之海"，具有调节阳经气血的作用。而腹部是连接身体上下的枢纽，人体身上很多重要的穴位都在此，如神阙、气海、关元等。因此，防止腰腹受寒是小寒节气的重中之重。

腰背保暖最好的方式就是晒太阳，背对太阳而晒，可壮养人体之阳气。另外，也可两手搓热后按摩腹部，来提高自身的驱寒能力。

（3）防"脚不暖"。脚踝部有200多个穴位，是人体的"小心脏"。而脚离心脏最远，供血少，寒气很容易从脚底侵入。因此，除了穿保暖的鞋子外，最好睡觉前用热水泡脚，然后用力揉搓脚心，促进血液循环。

⊙　小寒四补

俗话说：补在三九，小寒时节正是冬季进补的好时节。温补气血更是小寒进补的重中之重。

（1）补气。主要针对气虚体质，如容易冒虚汗、精神疲乏，妇人子宫脱垂等。宜用红参、红枣、白术、北芪、怀山和五味子等。推荐食疗：黄芪鸡肉汤。

（2）补血。主要针对血瘀体质，如头昏眼花、心悸失眠、面色萎黄、嘴唇苍白、妇人月经量少且色淡等。宜用当归、熟地、白芍、阿胶和首乌等。推荐食疗：鸡丝阿胶汤。

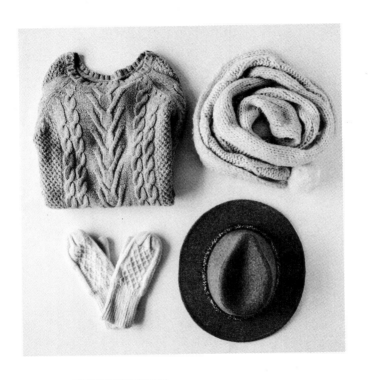

小寒时节，围脖、帽子、高领衣服可以保护头颈，有助于防寒

（3）补阴。主要针对阴虚体质，如夜间盗汗、两颊潮红、手足心热、妇人白带增多等体征。宜用冬虫夏草、白参、沙参、天冬、鳖甲、龟板、白木耳等。推荐食疗：沙参老鸭汤。

（4）补阳。主要针对阳虚体质，如手足冰凉、怕冷、腰酸、性机能低下等体征。推荐食疗：干姜肉桂羊肉汤。

⊙　小寒喝腊八粥

小寒节气中一个重要的民俗就是喝"腊八粥"。《燕京岁时记》中记载："腊八粥者，用黄米、白米、江米、小米、菱角米、栗子、红豇豆、去皮枣泥等，合水煮熟，外用染红桃仁、杏仁、瓜子、花生、榛穰、松子及白糖、红糖、琐琐葡萄，以作点染。"小寒之后腊八节也同样要吃腊八粥，之后便年味渐浓。粥是中国饮食文化中一道养生大餐，腊八粥确能祛寒补气。腊八在小寒节气前后，在这个时候吃一餐内容如此丰富的热粥，既能刺激食欲，又可以增加机体热量，起到暖胃消寒的作用。

⊙　小寒吃糯米饭

广州传统，小寒早上吃糯米饭。为避免太糯，一般是60%的糯米、40%的香米，把腊肉和腊肠切碎、炒熟，花生米炒熟，加一些碎葱白，拌在饭里面吃。糯米饭寓意温暖，从年头到年尾都暖乎乎。因为糯米比大米含糖量高，食用后全身感觉暖和，利于祛寒。从中医理论上来说，糯米有补中益气的功效，在寒冷的季节吃糯米饭最适宜。

6. 大寒养生

大寒，是冬季的第六个节气，也是全年二十四个节气中的最后一个节气。这时寒潮南下频繁，是中国部分地区一年中的最冷时期，风大，低温，地面积雪不化，呈现出冰天雪地、天寒地冻的严寒景象。

⊙　大寒注意"冬藏"转"春生"

（1）早睡晚起。大寒养生要顺应冬季"藏"的原则，最简单的方法是早睡晚起，每天多睡1小时，从而增强身体的免疫力。对于上班族特别提倡早睡1小时。老年人尤其要注意不宜过早起床，晨练要推迟一些，最好待日出后再出门。早晨寒气生发，有时还有雾气，寒邪极易侵入。

（2）睡前泡脚。在冬夜入睡前，可用热水或药汤先泡泡脚，以达到畅通血脉、改善睡眠质量的功效，尤其是对那些经常在夜间看书、写作的人，临睡前更应用热水泡脚。

（3）运动锻炼。在冬季，运动锻炼是养生的精髓所在。

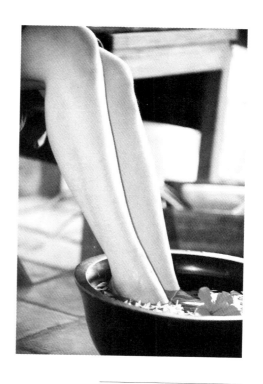

睡前用热水泡脚，可以达到疏通血脉、改善睡眠质量的功效

俗话说，"冬天动一动，少闹一场病"。在大寒节气里，最好等到太阳出来以后再进行户外锻炼。由于户外气温比室内低，韧带的弹性和关节的柔韧性都没有之前那么灵活，为避免造成运动损伤，专家建议在运动前先做热身准备。

冬季可循序渐进地进行一些有氧运动，比如快走、慢跑、跳绳、踢毽子、打太极拳、打篮球等，既运动了肢体，也加强了气血循环运行，使气血旺盛，气机通畅，血脉顺和，全身四肢百骸才能温暖。

中老年人可在居室中坚持脸部、手部、足部的冷水浴法，来增强机体的抗寒能力。

第三章

时辰养生，过好每一天

　　古人依据日月星辰在一天中不同的位置，利用天干地支，将一天划定为十二个时辰，并认为人体的功能活动、病理变化是受自然界气候、时日等影响而呈现一定规律的。

　　子午流注的理论在两千多年前的《黄帝内经》中就已奠定。子午是指时辰，流是流动，注是灌注。它是中医辨证循经、按时针灸取穴的一种具体操作方法。传统中医认为，人体的十二条经脉对应着每日的十二个时辰，在十二时辰中，人体气血首尾相衔、循环流注，而不同经脉中的气血在不同的时辰也是有盛有衰。将气血的运行与脏腑在十二时辰中的兴衰结合，便形成"因时施治""按时针灸""按时给药"的有效治疗方法——子午流注法。

一、子时：宁舍一顿饭，不舍子时眠

子时即晚上 11 点至凌晨 1 点，是胆经当令的时间。"当令"就是当班的意思。此时胆经当令，必须熟睡，不可熬夜。人的阳气在优质睡眠中得以蓄积。胆经从人的外眼角开始，一直沿着头部两侧，顺人体侧面而下，止于四趾。《黄帝内经》里有一句话叫"凡十一脏，皆取于胆"，这是说在人体的正常神志活动中，起决断作用的是胆。胆气生发起来，全身气血才能随之而起。春天把生发之机养住了，一年都好；少年时把生机养好了，对一生至关重要；子时把睡眠养住了，对一天至关重要。

⊙　熬夜就是慢性自杀

生活当中有一个特别奇怪的现象，我们晚上吃完饭以后，八九点钟觉得昏昏沉沉想睡觉，但 11 点之后反而就清醒了，所以很多人选择在夜里 11 点以后开始工作，还有的人到了夜里 11 点总想吃点宵夜。这是为什么呢？子时自然界阴阳交替，阳气逐渐上升，人体阳气也随之开始生发。所以一定要在晚上 11 点前睡觉，这样才能慢慢地把生机给养起来。人的睡眠与人的寿命有很大关系，睡觉就是在养阳气。人在子时前入睡，胆方能完成代谢。凡在子时前入睡者，晨醒后头脑清晰、气色红润。所以有"宁舍一顿饭，不舍子时眠"之说。反之，子时前不入睡者，会导致失眠，长期熬夜，会导致口干、口苦、目眩、耳鸣等。复旦大学年轻女教师于娟因为长期熬夜，患癌死亡，她生前写过一本书叫《此生未完成》。书中写道："在生死临界点的时候，你会发现，任何的加班（长期熬夜等于慢性自杀），给自己太多的压力，买房买车的需求，这些都是浮云。"

⊙　"吓破胆"的由来

对于"一朝被蛇咬，三年怕草绳"的人来说，我们认为他可能是被蛇"吓破了胆"。《福尔摩斯探案》中，有名将军因意外的惊恐而死，我们也可说他是"胆被吓破了"。现代医学认为，胆不是情志器官，不会被吓，更不会因吓而死。那些因"吓破胆"而死的，不过是心脏骤然停跳的结果，与胆毫无关系。我国古人却相信有吓破胆的事，并且做了详细的记载和解释。

清代道光年间，山东莱阳有一人到亲戚家做客，夜半回家，进门扑地而死，尸体全身发青。县官认定是被亲戚毒死的，就严刑逼供，但亲戚拒不承认有罪。有位90多岁的老医生说，死者并未中毒，而是被吓破了胆身亡的。后来查明，死者夜半归家时，遇到邻居在荒山杀人，邻居怕他说出去，于是也想杀他灭口，这人疾疾而奔，受吓致死。事后大家请教那老医生，怎么知道那人是胆破致死的呢？老医生说：如果是饮了毒酒，应七窍流血，现在是死者全身发青，那就是吓破了胆的缘故。《南史》上记载：南齐的魏准就是"惧而死"的，死后"举体皆青，时人以准胆破"。如今这个人死的情状与魏准一个样，所以他不是饮了毒酒，是吓破了胆而死的。

⊙　胆不清，脑不清，两鬓生白发！

在中医理论中，胆除了具有贮藏和代谢胆汁的作用外，还主决断。《黄帝内经》谓："胆者，中正之官，决断出焉。"如果胆不清，头脑自然一片混乱，头脑不清自然无法决断。胆清了，头脑也清醒，决断也容易做了。我们难做决定时，常反复挠头。其实是胆经在帮助我们做决定。为什么这样说呢？因为挠头的地方就是胆经经过的地方，而挠头可以刺激胆经活络，帮助我们决断。很多年轻人两鬓出现白发，发为血之余，那是因为胆经气血不足。而经常熬夜未及时休息是很重要的原因。

做决断不是简单的事，是十分复杂的、耗能的过程。胆需要补充能量和修复，时间就是子时。胆汁需要新陈代谢，这个过程也是胆的修复过程。胆的修复和胆汁的代谢必须在睡眠状态下完成，子时人应该处在睡眠状态，如果子时不睡觉，会影响胆的修复和胆汁的代谢。长此以往，容易使胆的决断功能和大脑的判断能力下降，并且容易患胆囊炎、胆结石等疾病。

二、丑时：肝胆不照，只会越来越丑

丑时即凌晨1点至3点，肝经当令的时间，肝血推陈出新。肝经起始于大脚趾内侧，沿小腿内侧后部向上，过阴部，上行过身体两侧。中医认为肝藏血，有贮藏血液、调节血量、收摄血液、防止出血的功能。肝如同"血库"一般，能够贮藏一定的血液，以供人体活动所需。同时还具有依据机体之需，调节循环血量的作用。当机体处于休息或睡眠状态时，机体所需血量减少，部分血液回流入肝，并贮藏起来；而当人体在工作，或剧烈活动时，机体所需血量增加，血液则由肝脏输送到经脉，以供全身各组织器官所需。《黄帝内经·素问》中有："肝藏血，心行之。人动则血运于诸经，人静则血归于肝脏。何者？肝主血海故也。"肝的疏泄与藏血功能，相反相成，故有"肝主血海"之称。

凌晨1—3点是肝经开穴运转排毒的时间。按照正常的作息时间，此时人体应处于熟睡状态，但是现代社会有太多的夜猫族。时间久了会对肝胆造成很大的伤害。人卧则血归于肝，如果丑时不入睡，肝还在输出能量，就无法完成新陈代谢。所以，丑时前未入睡者，面色青灰，情志倦怠而烦躁，易生肝病。尤其是女性，肝气郁结，不仅面色灰暗，也会心力交瘁，身心都会"越来越丑"。

⊙　肝胆相照，肝胆同病

　　根据中医的传统理论，肝与胆互为表里，生理关系同样非常密切。中医有"五脏六腑"的说法，肝脏属于"五脏"的序列，而与之对应的"腑"正是胆。胆汁能正常发挥作用，要依靠肝的疏泄功能；反之，胆汁排泄不畅也会影响到肝。在精神情志方面也反映了肝胆的密切关系。比如怒伤肝，对胆也不好；只有肝胆彼此协调，"胆色"才会"壮"。如果说在健康状态下，肝胆相照的内涵是"一荣俱荣"；那么，到了疾病的状态下，这种关系就会表现为"一损俱损"，因此有"肝胆同病"的说法。

　　一方面，进入肝脏的细菌、病毒，如果不能被就地消灭，就可能侵入胆囊。这也是病毒性肝炎患者常出现病毒性胆囊炎的原因。胆结石的发生则跟怒气郁积有关，肝"受伤"自然也难免。其他如黄疸、口苦等症状，也多是肝胆湿热的表现。因此，在疾病预防上，要肝胆病同防。首先要保持心情舒畅，肝气通达，胆汁输送才能通畅，利于脂肪的转化和全身代谢的调整；其次，平时多注意饮食，限制烟酒，防止摄入过多的脂肪和胆固醇。这不仅能预防脂肪肝，还能预防胆结石。

⊙　肝者，将军之官

　　《黄帝内经》有"肝者，将军之官，谋虑出焉"。肝被喻为将军，一方面是肝属木，"其志为怒"，性急，与将军之性相似；另一方面，肝脏是人体最大的解毒器官，肝脏之于人体，就像将军保卫国家一样，具有抵御外敌、护卫机体的作用。而肝脏自身的修复和解毒功能主要是在丑时，也是在睡眠状态下进行的。所以养肝的最好方法就是在丑时睡好觉。如果长期丑时不睡，会影响肝脏自身的修复和解毒功能，出现急躁易怒、面色发青等现象。更为严重的是，丑时不睡觉还会影响肝的免疫功能，容易患癌症。《黄帝内经》认为肝为"罢极之本"。极者，乱也，罢极就是平定暴乱，谁来平定暴乱呢？自然是被喻为将军的肝脏。人体的暴乱是什么呢？就是细胞发生突变，变成人体本身的异己，形成肿瘤细胞，肝脏的功能就是平定突变的细胞，维护人体的安定。

⊙　经气加油站——肝经保健穴

现代人压力太大，可以通过揉按太冲、行间穴，达到疏肝理气的效果。

行间穴，位于脚背侧，足大趾和第二趾的趾缝处靠大趾一方。太冲穴，位于第一趾骨与第二趾骨间隙后方的凹陷里。

刺激方法：每天晚上泡脚之后、睡觉之前（热水泡脚已经激活了脚部的气血，这时候刺激效果更好），用两手的大拇指

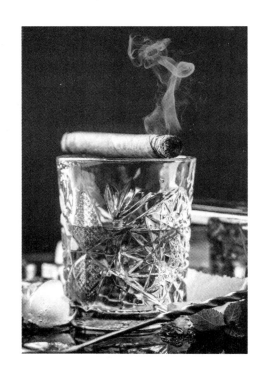

平时注意饮食，限制烟酒，才能更好地预防脂肪肝和胆结石

（或者食指、中指）从太冲往前一次一次缓慢而有力地推揉到行间；可以两手同时按摩两脚，也可以一边一边来，每只脚推揉5分钟。

此外，常按章门穴，不仅可以疏肝养肝，而且可以缓解脾胃虚弱、消化不良。

章门穴，位于腹部两侧，与肚脐相平。两胳膊紧贴两侧裤缝自然下垂，然后抬手屈肘，肘尖下即是章门穴。

刺激方法：两手作叉腰式，大拇指向内扣，指尖按揉穴位。但因其处于内脏要害部位，动作不要太重，每天1次，每次轻揉3分钟即可。还要注意，很饿、很累的时候和饭后一小时内不要揉，以免伤及内脏。

三、寅时：清晨失眠，试试咽津调理

寅时即凌晨3点至5点，肺经当令的时间，也是人体气血由静变动的开始。此时不要急于起床，这样有助于阳气的生长，为白天的劳作打好基础。

肺主管人体和外界的气体交换。中医认为肺朝百脉，肝于丑时推陈出新，人体中的血液经过肝脏解毒净化后输送到肺，再通过肺的宣发输送到全身。所以，肝肺功能正常的人在清晨时面色红润，精力充沛。

⊙　老年人为何容易早醒

寅时正是人处于深度睡眠的时候。很多老年人在这个时候醒来，实际上是因为气血能量不足。这个点也是心脑血管疾病高发期。因此，老年人在寅时醒来后，不要马上起床，可以在床上躺一会。急急忙忙起床有可能导致猝死。

⊙　不是所有人都适合晨练

一天之中，寅时是呼吸新鲜空气的最佳时机。很多健康长寿的人都有晨练的习惯。但是，晨练其实是用自己的力量和自然抗衡，如果没有正确的方法，反而会损害身体的健康。老年人如果心肺功能不太好，则不提倡早锻炼。有心脏病的病人一定要过了寅时再起床，而且要慢慢地起，不要突然起身。

⊙　猛然惊醒，警惕肺部问题

有些人在凌晨3—5点时莫名其妙地醒来，还有的人是被惊醒的，甚至醒来还会发现自己汗流浃背。这可能是肺部出问题了。如果晚上燥热出汗，白天畏寒怕冷，根源就是肺气不足，无力助心火来驱散风寒，以致寅时肺气盛而发汗解表。如果经常出现以上情况，建议去医院检查一下。

⊙　晨起醒来睡不着，大口咽津补气血

寅时需要深度睡眠，但总有人经常在这段时间莫名其妙地醒来，然后很长一段时间翻来覆去睡不着。这是因为寅时肺经正在布输气血，如果气血不足的话，就会影响某些器官气血的正常流通。而身体是有自愈功能的，为了使器官不至于因气血不足而受损伤，只好让你清醒过来了。

那么这个时候我们应该怎么办呢？可以大口地咽几口唾液。中医认为，唾液是由人体精气上升而形成的，它处在不断的运动变化之中——溢、聚、散、降。这就像自然界一样，水由下而上，溢成气，聚成雾，散成云，降成雨露，滋润大地万物。唾液也像自然界的雨露一样，升降循环，滋润着人的五脏六腑。其实中医认为唾和液是两个不同的东西。《黄帝内经》中说：脾为涎，肾为唾。脾液为涎，就是我们平时说的口水，肾液为唾。肾为先天之本，脾为后天之本，而唾液就来源于人的这两个根本。所以，当我们在3—5点早早醒来睡不着的时候，不妨咽几口唾液试试，平时也可经常吞咽口水。

四、卯时：每天叫醒你的，应该是便便

卯时即早上5点至7点，古代官署在卯时开始办公，因此官员上班签到也叫"点卯"。此时大肠经当令，起来便便吧。

曙光初照，是起床的最好时机。先伸展肢体，接着慢慢坐起，坐在床上一会儿，并做一些养生保健的小动作，如叩齿、搓面、转肩、指弹后脑等等。

⊙　从大便看身体健康与否

中医认为肺与大肠相表里，肺气足了才有大便，如同提壶揭盖，上面的肺气宣了，下面的大便自然就出了。肺开窍于皮毛，生活中大便排泄通畅的人往往皮肤也很好。

一个人的身体状况可以从他排出的大便中反映出来。正常人一般来说每天可以有1—2次大便，大便量每次约200克。当然这也和你吃多少、吃什么息息相关。大便一般为深黄色、褐色，未见黏液、脓血。超过三天未解大便并有排便困难、排便不尽、大便干结等状况，就是便秘。每天排便超过三次，且大便呈稀水样、蛋花汤样、烂便样，就叫腹泻。

⊙　看颜色

正常大便因含尿胆原而呈黄色或黄褐色。如果进食较多富含叶绿素的绿色蔬菜，大便可能呈绿色。但是以下几种异常颜色的大便可能与疾病有关。

（1）白色大便。如果大便的颜色是"白陶土样"，有可能是胆道阻塞，导致胆黄素无法随大便排出。

（2）黑色大便。黑便的产生可能与熬夜有关，也有可能是上消化道出血导致的。十二指肠溃疡、胃静脉曲张破裂、胃癌都有可能造成上消化道出血。长期服用阿司匹林或补铁药物也会造成黑色大便。

（3）红色大便。大便呈现红色，可能是下消化道（包括空肠、回肠、直肠、结肠）出血造成的。但如果血不跟大便混在一起，只是附在大便表面或部分偏离，甚至是便后滴血，这种情况可能是患了痔疮。

⊙　看形状

正常的粪便应该是接近圆柱形的，香蕉形是最健康的。如果肠道长了不好的肿瘤，粪便通过肠道就会留下凹槽，出现凹槽的粪便一定要警惕肿瘤。长条形大便提示我们的肠道变细了，有可能是肠道肿瘤、瘢痕等。大便短粗说明肠道多气或痉挛，小蝌蚪状大便提示肠道蠕动能力差。

脾虚的人容易大便不成形。中医认为脾主运化，脾虚后运化水的功能就会下降，水进入肠道和粪便混合后造成大便不成形。脾虚的人可以多吃姜、醪糟。尤其是醪糟，能濡养脾胃，脾虚的人可以多吃。

⊙　闻气味

大便臭得难以忍受，必然是身体出现了问题。刺鼻的酸味，可能是发酵性消化不良引起。如果大便有一股烧焦味，也要怀疑消化不良。带有腥味的大便，表示消化系统有出血的情况，而且出血量还比较多。这时要尽早就医。擅自用药，可能延误病情，错过治疗时机。

五、辰时：吃好早餐是有多重要

辰时即上午7点至9点，此时胃经当令，胃液分泌旺盛，是享受早餐的最佳时机。辰时人的免疫力最强，人体对病毒和细菌的抵抗力达到最好状态，是病人配合辅疗的最佳时机。胃经旺盛的辰时，人的食欲最强，吃东西也最易消化，而且辰时以后的巳时脾经当令，脾经过运化把食物变成精血，输送到人体各处，所以早上吃得再多也不会发胖，如果不吃早饭，长期下去对人体的损伤非常大。

⊙　吃好喝好是有多重要

胃有"太仓"之称，就是说胃像粮食仓库保管员，专门负责收集天地万物的精华，并按"五味出焉"进行分类。人的五脏各有所喜：肝喜酸，脾喜甘，心喜苦，肺喜辛，肾喜咸。人吃五谷杂粮，经脾胃化出水谷精微，然后输布全身。"水谷皆入于胃"，水谷就是人们吃喝的东西，"五脏六腑皆禀气于胃"，五脏六腑的精华全是从胃那里得到的。可见"吃好"和"喝好"对于人的健康与生命是多么重要。按照天地自然的规律去吃饭、睡觉就不容易生病。很多人把晚饭当成正餐，忽略了午饭和早饭。这都是不正确的。

⊙　这痛那痛，可能是胃经不通

胃经是人体正面很长的一条经脉，胃疼是胃经的问题，其实膝盖疼也是胃经病，脚面疼也属于胃经病。这些地方都是胃经循行路线。现在很多女孩子长青春痘，想治疗的话实际上也可以从胃经治。因为青春痘有可能是喜欢吃寒凉之物而损伤胃气造成的。最常见也是经常被人忽视的还有女性的乳腺问题，胃经循行于人体正面，通过乳房，胃经不通则会出现乳房胀痛、乳腺增生等情况，所以保持胃经通畅，对于女性尤为重要。

⊙　保健要穴

（1）足三里穴。足三里位于下肢的外膝眼下三寸处，号称人体保健第一穴，从古到今一直为人们所重视。足三里是足阳明胃经的主要穴位，而"胃乃水谷之海"，因此拍打足三里穴，可促使胃肠蠕动，并能提高多种消化酶的活力，增进食欲，帮助消化。所以有"肚腹三里留"这种说法。

（2）天枢穴。天枢穴位于脐旁，是胃经上的重要腧穴，是治疗消化系统疾病的常用要穴之一。拍打天枢穴对于便秘、脐周疼痛、腹泻呕吐、消化不良等有很好的作用。

六、巳时：你的富贵病跟脾有关

巳时即上午9点—11点，此时脾经当令，阳气最盛，可以做适量的体能锻炼。

脾是后天之本，气血生化之源。"脾胃者，仓廪之官，五味出焉。"胃主受纳，脾主运化，它们一阴一阳共同参与饮食的消化吸收。辰时吃进去的早饭会调动脾的运化功能，让人精力充沛。巳时也是人一天中注意力和记忆力的高峰，是高效工作的黄金时段。

⊙　你的健康跟脾关系密切

我们的胃就像一口锅，而脾就像古代的一个烧火的丫头，在旁边加点柴，扇点风。在五脏六腑里，脾就像个忙忙碌碌的小丫鬟，但如果她病了，我们五脏六腑这个大宅门就都不舒服了，就会得所谓的富贵病，比如说糖尿病。

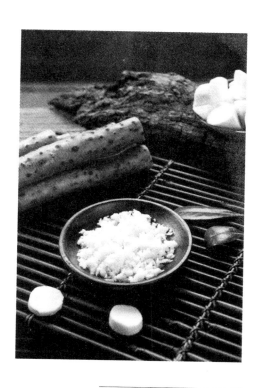

山药具有补脾益胃、生津益肺、补肾涩精的功效，是健脾补气的首选

脾主运化，即脾吸收食物中的精华物质，转化为气血津液，通过心肺输送至全身各脏腑组织，以供人体生命活动之需。脾的运化功能正常，一般表现为食欲旺盛，饮食后胃部与腹部舒适，大便正常，而且面色红润。如果脾的运化失常，就会出现食欲不振、面色萎黄、形体消瘦、容易疲劳等现象。

脾主四肢，主全身之肌肉，如果脾的功能好，嘴唇滋润、丰满，肌肉就会发达，壮实有力。老年人常常出现肌肉松弛、四肢无力等症状，这其实是脾胃虚弱造成的。人体出现消瘦、流口水、湿肿等问题，大多属于脾病。

养护脾经其实很简单，就是养成良好的饮食习惯。饮食规律，不暴饮暴食，少吃些肥腻伤身的食物，脾经就能正常运转。

党参、茯苓、白术、山药、薏苡仁等是常见的健脾食物。其中山药老少皆宜，具有补脾益胃、生津益肺、补肾涩精的功效，是健脾补气的首选。

七、午时："中午不睡，下午崩溃"的依据

午时即上午 11 点至下午 1 点，是心经"值班"的时间。心是五脏之首，《黄帝内经》称心是"君主之官"，可见心脏对人体至关重要。心将血液源源不断地输送到全身各处，为全身组织提供活动时所需的养分，并带走代谢产物。只有心的功

能旺盛、搏动有力，全身的组织器官才能得到充足营养。所以中医又有"心主血脉"的说法。生活中可以看到许多人面唇色白、失眠、心慌、气短，这些都有可能是心脏功能出了问题（心血不足或心气虚的表现）。

生活中很多人都有这种体会：如果不吃早餐，到了上午11点至1点的时候，往往会出现头晕、手抖、心慌的情况，这是由心脏得不到养分、全身供血不足所引起的。所以早餐一定要吃好、吃饱，才不会让心脏时常陷入"油尽灯枯"的困窘。

⊙ "午时三刻问斩"

午时三刻是将近正午12点的时候，此时太阳挂在天空中央，是地面上阴影最短的时候，也是一天中阳气最盛的时候。中国古代一直认为杀人是"阴事"，无论被杀的人是否罪有应得，死后他的鬼魂会来纠缠作出判决的法官、监斩的官员、行刑的刽子手等等。在阳气最盛的时候行刑，古人认为可以压抑鬼魂出现。午时行刑只是小说家的演绎，实际上古代历朝行刑时间不一。

⊙ 睡好"子午觉"

古代养生之道对睡好"子午觉"推崇备至。"子午觉"，顾名思义就是在每天的子时和午时按时入睡，因为子时和午时是天地气机转换的时候，人体此时的经气也进行阴阳交合，最有利于人体养阴和养阳。按照《黄帝内经》的理论"阳气尽则卧，阴气尽则寐"，在这个时候最容易入睡，而且睡眠质量也最好，可以起到事半功倍的效果。

近年来，越来越多的研究者逐渐发现了午睡的价值。据多项研究显示，午睡可减少心血管疾病发生的风险，可减少冲动行为，有助于消除疲劳、集中注意力、提高工作效率。

⊙　中午不睡，下午崩溃

对许多上班族来说，几乎没有正式的午休时间。但不少人都有这样的体验，即使只是中午时打个盹，醒来后都会觉得精神为之一振。人在午饭以后很容易犯困，其实，这属于机体自我调节的一种自然诉求。如果午间强迫自己驱除睡意，继续工作，则易耗伤心血，导致心烦意乱、夜寐欠安，长此以往，对健康更为不利。

夏天尤其要睡午觉，因为夏季炎热、出汗过多。《黄帝内经》说"汗为心之液"，大量出汗容易耗伤心气，所以，中午休息片刻，能够把心经养护好，这样下午才有充沛的精力。

当然，午睡不宜过久，以 30 分钟左右为佳，最多不超过

1 小时。睡多会使人进入深度睡眠状态，这样大脑的中枢神经就会加深抑制，体内代谢也相应变慢，那么醒来就会不舒服。

要注意的是，不是所有人都适合午睡。尤其是年龄在 65 岁以上有心脑血管问题的人群，午休的时候，血液流动速度比较缓慢，本身黏稠度高的血液易在血管壁上形成血栓，诱发中风风险。

⊙　午时养心小妙招——按摩神门穴

神门穴位于腕部，在腕横纹尺侧端（内侧）的凹陷中，手心水平朝天时可以在该处看到一个小窝。神门穴是心神出入的门户，按摩此穴可以泄心火、和脾胃，还可以起到宁心安神的作用。按摩时间可以选在午餐半小时以后、午睡之前。以拇指按揉每侧神门穴各 2 分钟，以酸胀为度。

八、未时："过午不食"的真正内涵

未时即下午 1 点到 3 点，是保养小肠的最佳时段。小肠是饮食消化和吸收的主要场所。经过胃初步消化，小肠将食物进一步消化成为人体可以吸收和利用的物质，并将其中的精华吸收，提供给人体使用，最后再将剩下的糟粕向下传递给大肠，由大肠排出体外。

⊙　从"心腹之患"一词来看养生知识

　　心腹之患比喻隐藏在内部的严重祸害。这个成语最早来源于中医。在中医看来，心与小肠通过经络密切联系，互为表里关系。具体来说，心为脏，对应手少阴心经，属里；腹是指小肠，为腑，对应手太阳小肠经，属表。心腹之患说明小肠经跟心经是一个整体，一个出了问题，另一个也有反应，比如心火旺的时候会出现小便短涩的现象。通常一个国家如果元首出了事，那么这个国家可能会出现震荡。同理，作为"君主之官"的心脏如果有毛病，那么后果是极其严重的，所以用心腹之患来形容最大的隐患是非常贴切的。

⊙　认识小肠，从"心"开始

　　临床上经常看到，心经的问题在小肠经上反映出来，比如心脏病发作时常伴随背痛、胳膊痛，有人甚至还会牙痛，而这些疼痛部位大多位于小肠经的循行路线。而有些看似是心脏的毛病，往往又是小肠出了问题。比如，有的病人每天下午2点多就会胸闷心慌，可到医院又查不出心脏有什么问题。这很有可能是小肠出了问题，因为小肠属于表，小肠出了问题，里边对应的心脏肯定也会出现问题。

　　所以，小肠经是心脏健康的晴雨表，一定要多加关注。通过小肠经，我们可以预测心脏的功能状况，还能够用调节小肠经的方法来治疗心脏方面的疾患。

⊙ 过午真的不能食吗

"过午不食"，最早源于佛门，佛教中称为"非时食戒"。也就是说从太阳升到正中天后，一直到第二天凌晨之前，是不吃东西的。现代许多人为了减肥，直接把晚餐给省了，美其名曰"过午不食"，其实这样做并不健康。有新闻报道，有些人坚持"过午不食"，结果得了胃溃疡，得不偿失。

僧人们之所以"过午不食"，一是僧人的饭食由居士供养，每天只托一次钵，日中时吃一顿，可以减少居士的负担；二是过午不食，有助于修定。

僧人在午后会喝茶提神。这里的茶并非清茶一杯，而是茶羹一盏。茶里要放姜、枣、橘皮、（食）茱萸和薄荷等物一起煮后才吃。别的不提，单说大枣，血糖生成指数比葡萄糖还高。除了茶羹，还有"代茶饮"。主要是将黄芪、茯苓、葛根、薏仁等先捣碎，再在炭火上烤出香味，在臼中捣成细末。吃之前加上少许盐、橘皮、荜茇等煮熟，"煎以代茶"。这方子里，茯苓、葛根、薏仁中的碳水化合物含量都不低，多吃几盏也扛饿。

⊙   "过午不食"的要义

中医认为，午时是小肠"值班"的前奏，因此，建议午餐要尽可能安排在 1 点前吃完。这样才能在小肠精力最旺盛的时候把营养物质吸收进人体，否则就会造成浪费。午餐在一日三餐中承上启下，不仅要吃好，而且要吃得丰富、吃得有营养。

"过午不食"并非禁食晚餐，而是晚餐不宜过饱，尤其是避免吃夜宵。早在唐代，医家王焘就反对夜食："人至酉戌时后，不要吃饭。若冬月夜长，性热者须少食。"酉、戌时相当于现代 17 到 21 点，也就是说，晚上 9 点之后最好不再进食，即使吃也要少吃。

⊙   巧用小肠经穴位（后溪穴）治疗颈椎病

现代人由于常用手机、电脑，颈椎病不知不觉找上门。因为小肠经循于肩关节及颈部，所以，找准小肠经的一个穴位自我按摩，颈椎问题便可得到缓解。

后溪穴便是首选穴位。把手握成拳，掌指关节后横纹的尽头就是后溪穴。揉按后溪穴可以减少长期伏案或在电脑前学习和工作给身体带来的不利影响。

揉按后溪穴非常简单。比如，上班时坐直，把后溪穴所在的部位放在办公桌边沿，用腕关节带动双手，轻松地来回滚动，每次刺激 3—5 分钟，每个小时刺激一次就足够了。每天坚持这么做下去，可逐渐减轻腰椎、颈椎的疼痛。

九、申时：学习、工作的最佳时间段

申时即下午 3—5 点，是膀胱经最为活跃的时候。

膀胱的功能是储藏和排泄尿液。如果膀胱储藏功能失调，就会出现尿频、尿急、遗尿、尿失禁等；如果膀胱排尿功能失调，就会出现小便不利、淋沥不尽，甚至小便癃闭不通等问题。

⊙ 膀胱经——身体上面行程最长、穴位最多的经

膀胱经，起于目内眦睛明穴，然后从头沿着后背一直到小趾，它贯通着人体全身的阳气，所以叫"太阳经"（太阳又叫巨阳，很多阳气的意思）。五脏六腑在背后都有腧，如心腧、肝腧、脾腧、肺腧、肾腧，它们都在膀胱经循行的部位，是运输阳气的"高速公路"，能够调节五脏六腑的气血和功能状况。可以说，膀胱经是人体抵御外邪入侵的一道天然屏障，如果这个屏障受伤了，气血运行失衡，外邪趁机而入，人体就会出现打冷战、头晕、肌肉酸痛等感冒症状。如果此时及早用葱白、生姜煮水喝，或者按摩膀胱经上的穴位，发一下汗，感冒可能就迎刃而解了。

⊙　申的十二生肖属相为什么是猴

申时属猴，猴子最主要的个性特点就是活跃敏捷，喜欢蹦蹦跳跳，而古人正是用猴子来比喻人在这个时间段内的身心状态。此外，膀胱经在人体的走行也是上可至头顶，下可至足底，与猴子上蹿下跳的特点颇为吻合。可见，申时不仅是人体新陈代谢的高峰时段、工作学习的最佳时机，而且是锻炼和活动身体的最好时节。

⊙　"闻鸡起舞"真的好吗

古人有闻鸡起舞的习惯，现今许多老年人都喜欢晨练。但从医学的角度看，清晨并不是锻炼身体的最佳时间。一方面是因为夜间植物吸收氧气，释放二氧化碳，清晨阳光初露，空气中的氧气相对较少，二氧化碳的浓度较高。且在大中城市，清晨大气活动相对静止，空气污染较严重。另一方面，经过一夜的睡眠，人体处于相对的失水状态。当机体水分状态不良时，血液黏稠度增加，无法在机体运动时提供足够的血、氧，老年人过早锻炼容易诱发血栓及心肌梗死。

那么，一天中运动的最佳时间是什么时候呢？

明朝医学家刘纯说："申时，动而汗出，喊叫为乐。此为养生第五。"申时是人体新陈代谢率最高的时候，肺部呼吸运动最活跃，人体运动能力也达到最高峰，此时锻炼身体不易受伤。而且此时阳光充足、温度适宜、风力较小，可谓锻炼的最佳时间段。

此时运动最好能够出汗，因为膀胱经贯通全身的气血，通过出汗可以疏通气血，改善人的心情。如果情绪低落，可以选择在此时通过锻炼放松心情。通过运动出汗，还可以使皮肤更健康、夜间睡眠更深。

⊙　学习工作的最佳时间段

《国语·鲁语下》曾说过："士朝受业……夕而习复。"意思是早晨学完东西，到下午3点至5点的时候，就应该好好复习来强化记忆。申时气血通过膀胱经运行到脑部，所以此时的学习、工作效率是最高的。如果有人一到这个时候就发困，说明可能是膀胱经出了问题。所以，申时应该多喝水，补充人体高强度代谢所需要的水分。有尿意的时候千万别憋着，不然容易得膀胱炎。

⊙　腰背痛的特效穴——委中穴

既然膀胱经经过腰背部，那么是不是可以通过按摩膀胱经的穴位来缓解腰背痛呢？答案是肯定的。由于自己按摩腰背的

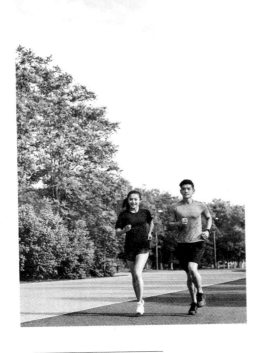

运动出汗可以疏通气血，改善心情，还可以使皮肤更健康、夜间睡眠更深

穴位比较费力，可以选择按摩膝关节后面、腘窝正中的穴位——委中穴。它是膀胱经上的一个重要穴位，对治疗腰背痛有奇效。中医古籍有"腰背委中求"的说法，意思是：凡是腰背痛的疾病，都可以通过委中穴来治疗。

这个穴位定位容易，而且双手可以轻松触及。所以，如果遇到腰背不舒服，不妨自己先按揉一下，简便又有效。具体方法如下：

（1）用两手拇指端按压两侧委中穴，力度以稍感酸痛为宜，一压一松为1次，连做10—20次。

（2）两手握空拳，用拳背有节奏地叩击委中穴，连做20—40次。

（3）两手拇指指端在两侧委中穴处，顺、逆时针方向各揉10次。

（4）摩手至热，用两手掌面上下来回摩擦本穴，连做30次。

以上方法选取任意两种即可。按揉时间以膀胱经值班的时间（下午3点到5点）为佳。

十、酉时：怎么样避免身体被掏空

酉时即傍晚5点到7点，是肾经值班的时候。中医上所说的肾不是西医单纯所说的肾脏，而是涵盖肾脏、输尿管等泌尿系统和生殖系统，是人体生命的根本，关系到其他脏腑。一个人肾气亏损，就会表现为腰膝酸软，易生疾病、易衰老。

⊙　志向远大与否与肾有关

　　《黄帝内经》说"肾主志"，意思是肾脏主管并蕴藏人的"志"这种精神活动。"志"即志向、意志。肾虚则志弱，意志不坚定，往往管不住自己。大凡年轻即有成就的人，往往是肾气旺的人，因为其志足，早立志，早努力，当然能早有成就。人在少年时期肾气处于生长阶段，肾气未至极旺，其志亦偏弱，最容易受诱惑而偏离正道。所以，少年需要家长监督，才不至于走上歪路。

⊙　为什么现代人总觉得身体被掏空

　　近年来，网络上有句流行语叫"感觉身体被掏空"，形容身体异常疲惫。这句话多少带点自嘲、调侃的味道，但也反映了一个现状：现代人肾虚的越来越多。

　　传统观念认为年纪越大，越容易出现肾虚。可为什么现在很多年轻人也经常喊肾虚呢？不论是高级白领还是普通打工仔，日常工作带来的压力已经令人身心俱疲、精力衰退；而饮食不节、起居无常和环境污染等，则成了现代人肾虚的帮凶。

⊙　如何辨别肾虚

（1）　如果平时常出现口干舌燥、失眠盗汗，甚至尿频、腰膝酸软等问题，则可能是肾阴不足、虚火上亢。

（2）　如果感觉性机能不足、力不从心，则可能是肾阳虚亏所致。

（3）　如果经常觉得手足心热、口干舌燥、腰膝酸软，但又畏寒、喜欢热饮，有时还伴有耳鸣或眩晕，尿频、尿不尽，性机能失调，或女性白带多、不孕等症，这可能是肾阴阳两虚。

（4）　如果一动就喘，一咳嗽就漏尿，则可能是肾虚所致的肾不纳气。

（5）　经常失眠多梦、夜间频尿、盗汗、健忘、心悸怔忡，则可能是心肾不交（中医术语，简单理解就是心脏和肾脏没有沟通好导致的一系列问题）。

⊙　酉时护肾是关键

要想身体不被掏空，护肾是关键，而在肾经值班的酉时养肾护肾显得尤为重要。

酉时正是工作完毕需要休息的时候，所以这时不应该过度劳累。古人云："日出而作，日落而息"，上足了一天班，这个时候就应该回到家中，享受晚餐，而不是寻思去过丰富多彩的"夜生活"。入昏则定，此时应该收敛情志，避免扰动体内阳气。

晚餐怎样吃才更健康？晚餐要吃少，少鱼、少肉、少盐、少油。品种可以丰富一些，有荤有素，且素大于荤，必备蔬菜、豆制品，这才是健康而有价值的晚餐。

⊙　养肾食材知多少

中医认为，黑色属肾，色黑的食物多能补肾养肾。现代研究表明，黑芝麻、黑豆、黑木耳等食材营养价值丰富，多食确实有益健康。晚餐不妨多吃黑芝麻、黑豆等黑色食品。

黑芝麻富含对人体有益的不饱和脂肪酸，其维生素 E 含量为植物食品之冠，抗氧化效果显著，对延缓衰老、治疗消化不良和治疗白发都有一定作用。

黑豆富含优质蛋白、维生素 B 族和维生素 E，还含有核黄素、黑色素，有暖肠胃、明目活血、利水解毒之效，也是润泽肌肤、乌须黑发佳品。

黑木耳，中医认为其具有清肺益气、活血益胃、润燥滋补强身之效，能够清洁肠胃。黑木耳还含有核酸、卵磷脂成分，具有健美、美容、延缓衰老之效。高血脂、心梗、脑梗患者多食黑木耳，可溶栓，降低血小板数量。

黑米具有健脾暖肝、补血益气之效，其维生素 B_1 和铁的含量是普通大米的7倍。冬季食用对补充人体微量元素有帮助。

黑枣含有蛋白质、糖类、有机酸、维生素和磷、钙、铁等营养成分。中医认为黑枣性温味甘，具有补肾与养胃功效。

⊙　养肾小妙招——按揉涌泉穴

涌泉穴是足少阴肾经的第一个穴位，常按摩涌泉穴不仅有助于睡眠，还可补肾健脑、增强智力。

涌泉穴位于足前部凹陷处二、三趾趾缝纹头端与足跟连线的上三分之一处。

按揉涌泉穴前需要"热身"，用手掌搓足底（或者用双足对搓），至其微热。睡觉前、洗完澡后时机最佳。取盘腿或自然坐姿，方便手指按摩脚掌即可。用拇指按压穴位，力度以微酸痛为佳。切记不要太用力。按摩时有刺痛感、剧烈疼痛感是不对的，反而加重身体负担。

中医认为，口腔溃疡多数由正气虚弱、阴阳失衡所致。取吴茱萸贴在脚底的涌泉穴，可预防口腔溃疡反复发作。

具体做法：取吴茱萸5克，研碎，用食醋调成糊状，晚上睡觉前用一大约 3 厘米见方的胶布敷贴于涌泉穴上，第二天起床时去掉，连续 1 周即可。

十一、戌时："饭后百步走"是对的吗

戌时即晚上 7 点到 9 点，此时是心包经最为活跃的时候。

心包包裹并护卫着心脏，好像君主的"内臣"，能够传达君主的旨意。它能代心行事，故又被称为"心主"，喜乐情绪便是从这里发出来的。《黄帝内经》称此为"喜乐出焉"。

心包可以保护心脏，使其不受外邪侵入；如有外邪侵入，心包则首先掩护心脏，代心受邪。

比如，风湿热侵入心包，常会蛰伏多年，才发为风湿性心脏病；寒邪侵入心包，则会阻塞血路，成为心绞痛；水湿之邪入侵，则会成为心包积水。

⊙　为什么人生气时会捶胸顿足

在日常生活中，很多人生气的时候会不自觉地拍打自己的胸膛，实际上这种做法就是在拍打膻中穴。膻中穴是心包经上的一个穴位，位于两个乳头的正中线。中医认为喜乐出于心包，而膻中穴是心包募穴，是心包经经气聚集之处。也就是说，我们的愉快心情都是从膻中穴出来的，所以膻中也是缓解郁闷心

情的大穴。捶胸，其实就是刺激膻中穴，让喜欢的心情出来，让自己走出不快的阴影。

⊙ 一天的第三个黄金时间段

戌时心包经值班，正是"喜乐出焉"的时候，这个时辰头脑比较清醒，记忆力也很好，是我们一天当中的第三个黄金时间段。这时你可以学习，也可以看看书，或者和家人一起聊聊天、看电视、听音乐，放松身心。当然，这时候正是吃完晚饭的时候，还可以散散步，俗语说"饭后百步走，活到九十九"，那么，饭后百步走的正确做法是什么呢?

⊙ 饭后该怎么走

实际上，饭后百步走并非指一定要走上一百步。真正的百步走应该是摆步走，不是急行军、锻炼式的散步，而是摆动手臂，悠闲地慢慢溜达。只要走上 20 分钟，就能促进胃肠蠕动、消化液分泌和食物的消化吸收。中医理论认为：脾为后天之本，人类健康长寿与否，与脾胃有直接关系。而养脾有补与动等方式，饭后散步缓行，以助脾胃消化功能，这是"以动助脾"的后天养护之道。中医理论认为，脾主四肢，脾主肌肉，运动四肢就是运脾。

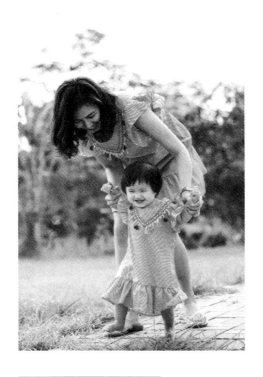

饭后一小时后散步20分钟，能促进胃肠蠕动、消化液分泌和食物的消化吸收

当然，有些人提倡"饭后不要马上走"也是有道理的。从消化生理功用来说，饭后胃正处于充盈状况，这时有必要确保胃肠道有足够的血液供应。饭后适当歇息，胃肠道能得到更多的血液供应量。

因此，饭后百步走的正确做法是：饭后先休息30分钟左右，再开始散步。如果想锻炼，最好在饭后一小时后做一些轻微的运动，不然会造成腹胀、积气，甚至胃下垂等症状。散步回来以后，再喝一杯水，可以让你保持血管通畅。

⊙　人体身上的"开心穴"

既然心包经是管"喜乐"的，那么心包经上的穴位自然能令人心情愉悦。这里介绍一个容易找到的穴位——劳宫穴。

半握拳，食、中、无名及小指轻压掌心，中指指尖指点掌心处，即是劳宫穴。

大家可能都有这样的体会：当在参加考试、面试或者在其他重要的场合出现紧张、心跳过速时，我们习惯紧握拳头。其实，这就是通过指压刺激劳宫穴，从而达到纾缓紧张心情的作用。所以，以后只要大家心情紧张时，便可以按按劳宫穴，用不了多长时间，就会恢复平静。

此外，握拳振臂为自己加油鼓劲可缓解紧张情绪。这不仅是一种心理刺激，从经络学上讲也有一定的道理。握拳时中指尖的中冲穴正好点按在劳宫穴上，这看似平常的动作可以充分刺激心包经的相关腧穴，激发心包经的能量，使人坚定信心。

⊙　为别人鼓掌，也是在为自己鼓掌

　　当我们看到精彩的演出或者振奋人心的画面，会不由自主地鼓掌。鼓掌是对别人的一种认可，一种尊重。可是你知道吗，除了这些之外，鼓掌也是养生的一个好方法？

　　中医认为人的手上有六条经络：心经、肺经、心包经、大肠经、小肠经和三焦经。还有劳宫、阳池、合谷等穴位。每次鼓掌，都会刺激穴位，疏通经络，促进气血运行。根据医学研究，鼓掌会刺激人体分泌快乐激素，令人的心情趋于开朗和放松。在生活中，我们也会有这样的体会，鼓掌的时候，人更容易绽放笑容。自己心情紧张或愁闷的时候，尝试一下鼓掌，可能就会从苦闷中走出来。所以不要吝惜自己的掌声。为别人鼓掌，也是在为自己鼓掌。

十二、亥时：收拾身心，准备入睡

　　亥时即晚上9点到11点，这个时候是三焦经最为活跃的时候。古人认为，亥时是阴阳和合的时段，是男女合欢的黄金时刻，这其实也是男女通过交合完成阴阳和合的过程。中医讲究保精忌色，房事不能过度，但是身体健康的情况下，和谐的性爱会令人身心欢愉，激发生机，有益无害。

⊙　神秘的脏腑——三焦

"五脏六腑"出自《黄帝内经》。五脏指心、肝、脾、肺、肾，六腑指胃、大肠、小肠、膀胱、胆、三焦。三焦是中医特有的术语。认识三焦，首先得从另外的五腑入手。大家都知道，胃、大肠、小肠、膀胱、胆这五腑就像盛物的容器，不断地装东西，又不断地排空。作为六腑之一的三焦也是如此，三焦就是装载全部脏腑的大容器，也就是整个人的体腔。古人将三焦分为三部分：上焦、中焦、下焦。上焦包括了心肺，中焦包含脾胃、肝胆、大小肠，下焦包含肾、膀胱。

因为三焦跟如此多的脏器有关，它就好比家里的管家，掌管着全家财物的分配和使用。三焦负责保障全身水道通畅，它的功能正常，水液才能正常排泄。此外，三焦可通行元气。元气在肾，由先天之精所化，依靠后天之精滋养。元气通过三焦而输布全身的五脏六腑，充沛于全身，以激发、推动各个脏腑组织的功能活动。所以说三焦一定要通畅，不通则会患病。

⊙　平心静气，为入睡准备

亥时，又名人定，意思是人要定下心来了，因为这时夜色已深，人们也应该停止活动，准备睡觉了。

中医养生讲究睡好"子午觉"，"子午觉"在晚上对应子时的"子觉"，这时候人应该进入熟睡状态。要实现这个目标，就必须保证在亥时入睡。古人讲"先睡眼，后睡心"，亥时不能上床，不能让自己安静下来，做到"睡眼"，到子时就不可能熟睡，也就谈不上"后睡心"。

因此，到此时要收敛神气，保持心境平静。根据个人的习惯，可以看看书，听听歌，哪种方式能让你放松，你就选择哪种。亥时对应的属相是猪，猪都睡了，我们更要休息了。

⊙　睡前不玩手机

不少人喜欢在睡觉前玩一会儿手机，但研究表明：睡前玩手机，危害多多。手机屏幕发出的光线亮度较强，尤其到了晚上，手机的高亮度与周围环境形成强烈反差，对眼睛的伤害更大。值得注意的是，上班族每天都要伏案工作数小时，颈椎全天处于高强度的工作状态。到了晚上躺着玩手机，会对颈椎继续造成伤害。尤其是侧卧玩手机，身体的重量会给颈椎增加不少的负担，久而久之会对颈椎造成压迫性损伤。

⊙ 常按阳池穴，告别"寒冰掌"

许多女性在冬天容易手脚冰冷，形容为"寒冰掌"是再恰当不过了。其实，这是气血虚寒的表现之一。因为女性以血为本，每月都有例假，加上受寒饮冷，便容易导致气血虚寒。

那么，怎么样才能美丽又不"冻"人呢？可以常揉三焦经的穴位——阳池穴。

阳池穴在腕背横纹中，简单的定位方法：手背上翘后，腕部出现皱褶，在靠近手背侧皱褶上按压，压痛点即是。经常按摩此穴，不仅可以消除腕关节疼痛，还可以治疗手脚冰冷症。阳池穴是三焦经的原穴，有调理三焦、温暖全身的重要作用。三焦经气血在阳池穴吸热后化为阳热之气。只要刺激这一穴位，便可迅速使血液循环畅通，暖和身体。

按揉时速度宜慢，时间需长，力度要缓。可先用一只手的中指或者拇指按压另一手的阳池穴 5—10 分钟，再交替用另一只手来按。

最后说明一下亥的十二生肖属相为什么是猪。亥时天地间进入混沌一片的状态，如同果肉包裹着果核。猪是只知道吃的生物，亥时猪睡得最酣，发出的鼾声最洪亮，长肉最快，所以亥时对应的生肖便成了猪。

第四章

体质调养，过好你自己

　　人是形与神的统一体。人既有脏腑经络、形体官窍、精气血津液等相同的形质，也有神、魂、魄、意、志，以及喜、怒、悲、思、恐等相同的心理活动。但不同的个体在形质、机能、心理上又存在着各自的特殊性，个体在生理上的身心特殊性便称为体质。简单点说，就是大家虽然有相同的五脏六腑、四肢百骸，但是在同样的环境中吃同样的食物、遇到同样的事情，每个人的反应不同，有时甚至截然相反，其实这跟人的体质有关。同样是夏天，在相同的环境中，有的人怕热出汗，需要开空调，有的人却怕冷怕风，甚至需要穿一件外套，而有的人觉得刚刚好；同样是夏天，有些人一吃西瓜或者偏凉一点的食物就会腹泻，而有的人却偏爱吃冰镇西瓜。这些都是体质不同造成的。

　　体质是先天禀赋和后天长期生活过程中逐渐形成的一种在

形态结构、生理功能和心理状态等方面综合的、相对稳定的固有特质，一旦形成则不容易改变。它影响着人对自然、社会环境的适应能力和对疾病的抵抗能力，以及发病过程中对某些致病因素的易感性和病理过程中疾病发展的倾向性等，进而还影响着某些疾病的证候类型和个体对治疗措施的反应性，从而使人体的生、老、病、死等生命过程，带有明显的个体特异性。所以我们要调理好自己的体质，辨证施治。

　　中医讲究顺应自然，天人合一，但更讲究对症施治，因人而异。根据不同人的体质，国医大师王琦教授将现代人分为九种体质：健康有活力的平和质、容易疲劳的气虚质、怕冷的阳虚质、急躁干燥的阴虚质、大腹便便的痰湿质、容易长痘的湿热质、爱钻牛角尖的气郁质、面色晦暗的血瘀质以及容易过敏的特禀质。应用体质养生能够帮助我们有针对性地改善体质，强壮体魄，提高人体对环境的适应能力，以预防疾病，从而达到健康长寿的目的。

一、阳虚体质：为什么人家穿纱你穿棉

　　阳虚体质是一种阳气不足的体质状态，简单来说，就是生命之火不够旺盛。这种体质跟先天阳气不足有关，但现在大部分人的阳虚都与后天调养失当有关。成天坐在空调房里吹冷气，

缺少运动，熬夜，饮食上喜欢喝冷饮、吃冰激凌、冰水果等，都会导致体内寒气增加，阳气受损。长此以往人体阳气不足，便形成了阳虚体质。调查发现，现代人除了健康的平和质外，阳虚体质的人居多。

⊙　怎么辨别阳虚体质

阳虚体质最典型的特点就是怕冷，由于阳气不足，火力不够，常有畏寒怕冷、四肢冰凉等虚寒表现，衣服总比常人穿得多，冬天耐受不了寒冷，夏天耐受不了空调。

阳虚体质者平时喜欢吃温热性食物，吃寒凉的东西容易拉肚子。形体方面，阳虚的肥胖是虚胖，那些白白胖胖、肌肉松软的人，多为阳虚体质。

阳虚体质的人一般性格偏内向，比较沉静。女性阳虚体质者多月经紊乱，男性阳虚体质者多数会出现性功能减退。

⊙　阳虚体质调养

（1）起居调养。阳虚体质的人怕冷，起居上要注意避风寒，注意保暖，早睡早起，不要熬夜、贪凉，少吹空调、风扇，否则会继续损耗人体阳气。平时应坚持日光浴，固护阳气。

（2）情志调养。阳虚体质的人由于体内阳气不足，所以性格偏内向，做事打不起精神，平时要多做一些高兴的事、多行善举，营造积极、乐观的氛围，宣泄低落情绪。比如多看喜剧、和朋友家人聚会、外出郊游等。

（3）运动调养。阳虚体质的人要多到户外活动，多晒太阳，接触自然，运动时要注意避风寒，不宜在阴冷天气或潮湿之处锻炼身体。注意运动量不能过大，尤其不可大量出汗，以防汗出伤阳。多做一些有氧锻炼，比如步行、慢跑、骑自行车、打太极拳、瑜伽、健身舞、爬山等，都可以振奋阳气，促进阳气的生发和流通。

（4）饮食调养。阳虚体质的人消化能力较差，饮食稍不注意就容易出现消化系统疾病。因此饮食调养应以温胃健脾为主，尽量选择温热、清淡的食物温养脾胃，驱除寒气。脾胃消化得好，营养物质得到有效的吸收，身体的能量与热量才充足。有温阳作用的食物有韭菜、茴香、辣椒、龙眼、牛肉、羊肉、驴肉、鸡肉、红糖、八角、花椒、肉桂等。平时不要多吃生冷、苦寒之品，如田螺、螃蟹、西瓜、苦瓜、绿豆、绿茶等，即使在盛夏也不要多吃凉的食物。

以下推荐适宜阳虚体质的一种药膳。

【当归生姜羊肉汤】

材料：羊肉半斤，当归5克，生姜15克。

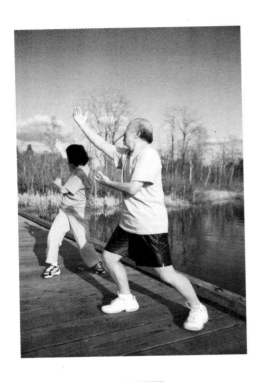

　　　　阳虚体质的人多做一些有氧锻炼，如打太极拳，可以振奋阳气，促进
阳气生发

做法：将生姜去皮、洗净切片，当归洗净切片，羊肉洗净切小块。将用料一起放入砂锅，加清水适量，用大火煮沸后，小火煮约两小时，调味即可随量饮用。

功效：温中补血、调经散寒。

（5）艾灸温阳。古代医书记载："艾叶具有温经止血、祛寒止痛之功效，以之灸火，能透诸经而除百病。"艾叶性温，点燃熏灸，能够使热力深达肌层，所以艾灸具有温通经络、消瘀散结、调理气血之功，是温补人体阳气的良方。《扁鹊心书》云："人于无病时常灸，虽未得长生，亦可保百余年寿矣。"艾灸能益气温阳，而人身的阳气有"卫外而为固"的作用，若能使阳气保持常盛，则病邪不易侵犯。

对于阳虚体质者，常用的两个穴位是关元穴和大椎穴。关元位于腹部正中线、脐下三寸，别名"丹田"。大椎穴，在第七颈椎与第一胸椎之间，又名百劳穴。艾灸大椎，有助于缓解用脑过度引起的疲劳、头胀、头晕等。

二、阴虚体质：为什么你总是个小火炉

手足心热，形体偏瘦，易烦躁、口燥咽干，人体容易缺水……这些都可能是阴虚体质的表现。

阴虚体质的形成与先天禀赋有关，孕育时父母体弱、高

龄产子、早产都可能造成阴虚。平日性格压抑、长期食用辛辣刺激的食物、熬夜等也会加重和促生阴虚体质。

⊙　怎么辨别阴虚体质

　　阴虚即阴液不足，以口干咽燥、手足心热等虚热表现为主要特征。阴虚体质者耐受冬季，而受不了夏天的湿热干燥；往往体形偏瘦，皮肤偏干燥，经常感觉身上发热，面颊潮红或偏红；喜冷饮而不解渴，经常大便干结、便秘等。

　　阴虚体质的人，多性情急躁、外向好动。易患甲亢、失眠、焦虑、抑郁等。

⊙　阴虚体质调养

　　（1）起居调养。中医认为越不注意休息，消耗的阴液就会越多。因此，阴虚者应保持午休，避免熬夜、剧烈运动和在高温酷暑下工作。不适合夏练三伏，否则既上火又伤阴。工作环境要尽量避开烈日酷暑，不要出太多汗。工作安排要有条不紊，否则会经常焦急上火，伤及阴液。

　　（2）情志调养。阴虚体质者阴虚火旺，平时宜克制情绪，遇事要冷静，正确对待顺境和逆境。养成冷静沉着的习惯，少与人争吵。可以用练书法、下棋来怡情悦性，用旅游来寄情山水、陶冶情操。平时多听一些曲调舒缓、轻柔的音乐。

（3）运动调养。阴虚体质的人应重点锻炼肝肾之功。太极拳、八段锦、固精功等比较柔和的功法，对肝肾调养大有好处。注意只适合做中小强度、间断性的身体锻炼，锻炼时要控制出汗量。游泳特别适合阴虚体质人群，不仅可以避免大量出汗，还可以帮助滋润肌肤，润燥不伤阴。

（4）饮食调养。不吃伤阴的食物，如温燥的、辛辣的、油炸煎炒的食物。食物的烹调选用焖、蒸、煮、炖的方式，吃起来不容易上火。肉类食物少放茴香、八角之类。羊肉、狗肉、虾都不大适合阴虚内热的人。新鲜的藕夏天榨汁吃，既清热又养阴。还可以吃一些鸭肉、海参、墨鱼、龟肉、鳖肉等。多吃甘凉滋润的食物，如石斛、麦冬、乌鸡、桂圆、绿豆、冬瓜等。

以下介绍一道适合阴虚体质的药膳。

【沙参玉竹炖老鸭】

材料：沙参、玉竹各10克，老鸭1只，盐、味精少量。

做法：先将鸭去毛、内脏，洗净，同沙参、玉竹同放瓦煲内，加水适量，文火慢煲1小时以上。调味后，饮汤、吃鸭。

功效：滋阴润燥，生津止渴。

（5）常用保健穴位。阴虚火旺体质多不宜用灸法，可选具有补阴活血的穴位按摩或针刺。足太阴脾经上的三阴交和足

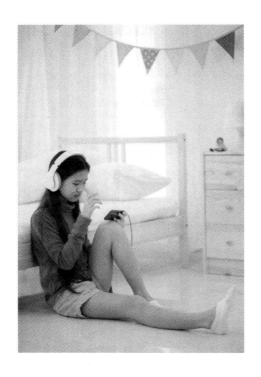

阴虚体质的人，平时可以多听一些曲调舒缓、轻柔的音乐

少阴肾经的太溪是补阴要穴。三阴交是肝经、肾经、脾经三条阴经的交汇点，是古代宫廷内的养生美容要穴，特别适合女性人群；太溪则可以滋补肾阴。平时可以用手指或笔杆点按，每次 10 到 15 分钟，以酸胀为度。

脾气急躁易怒者，除按三阴交、太溪外，还可按摩太冲，以泻肝火；如有肺阴不足导致的面红、气短、干咳、眼干、口渴等现象，可加按太渊、肺腧；肾阴不足导致的眩晕、耳鸣、妇女闭经、失眠、潮热、盗汗，可加按肾腧、涌泉。

三、气虚体质：为什么总感觉很累还容易生病

容易疲乏、气短，容易心慌，活动量稍大就容易出虚汗，比别人容易患感冒，喜欢安静、懒得说话，说话声音无力……这些都是气虚体质的表现。

中医里的气虚指肺脾胃功能失调，气生化不足。这一体质主要是由先天禀赋不足、后天失养等原因造成。先天原因如母亲怀孕时营养不足，妊娠反应强烈持久而不能进食，早产等。后天原因如长期过度用脑，学习、工作任务繁重，压力大，睡眠质量较差。长期摄入营养不足，以及不健康的生活方式都容易引起气虚体质。

⊙　怎么辨别气虚体质

气虚体质者容易疲乏，经常无精打采、对任何事情都没有兴趣，打不起精神。形体特征表现为：面部黄或淡白而没有光泽，肌肉松软，排便无力，舌体胖大、边有齿痕，脉象虚缓。

气虚体质的人通常内向胆小，不爱冒险。对外界环境适应能力较差，不耐受寒邪、风邪、暑邪，比较容易生病。

由于身体防御能力下降、免疫力差，气虚体质者易患感冒、肥胖症、内脏下垂、消化不良、便秘等疾病。

⊙　气虚体质调养

（1）起居调养。气虚体质的人容易嗜睡乏力，平日应注意避免"久卧伤气"，睡眠时间过长会影响机体气血的运行与输布，造成越发倦怠的恶性循环。平时要注意保暖，谨避风寒，积极参加户外锻炼，以提高对气候变化的适应能力。

（2）情志调养。由于气不足，气虚体质的人容易陷入思虑过度、悲忧的情绪状态。建议培养豁达乐观的生活态度，遇事避免钻牛角尖，多换位思考，在日常工作中避免过度紧张、劳累。《菜根谭》说："人心不可一日无喜神。"不妨每年给自己制订一个愿望清单，向着目标去努力，体会在实现目标过程中的喜悦；主动找乐子，可选择相声、小品、笑话等，让自己开怀一笑；多到自然界中去，呼吸新鲜的空气，开阔胸怀。

（3）运动调养。以柔缓运动，如散步、打太极拳为主。不宜做高负荷运动和出大汗的运动，出汗过多容易导致气机耗伤。

（4）饮食调养。气虚体质的人往往脾胃虚弱，可多吃具有益气健脾作用的食物，如白扁豆、鸡肉、香菇、大枣、蜂蜜、栗子、核桃、南瓜、红薯、葡萄等。可适当加入人参、黄芪、白术等补气之品。不宜多食过于生冷苦寒、辛辣燥热的食物，及过于滋腻、难消化的饮食，以免"虚不受补"。槟榔、生萝卜等耗气之品更要少吃。

以下介绍适宜气虚体质的一种药膳。

【黄芪童子鸡】

材料：童子鸡1只，黄芪10克，调味适量。

做法：用纱布袋包好生黄芪，取一根细线，一端扎紧纱布袋口，与童子鸡共置于锅内，另一端则绑在锅柄上。加姜、葱及适量水煮汤，待童子鸡煮熟后，取出黄芪包。加入盐、黄酒调味，即可食用。

功效：益气补虚。

（5）常用保健穴位。按摩、艾灸肺腧、脾腧、足三里、关元、气海、神阙穴，可以健脾补气，调整气虚状态。

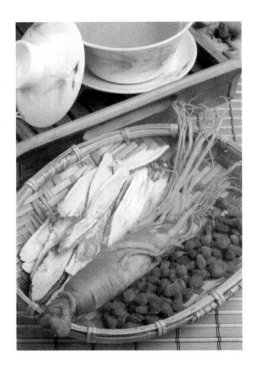

　　气虚体质的人往往脾胃虚弱，可多吃具有益气健脾作用的食物，如山药、黄芪、人参

四、气郁体质：为什么你总是闷闷不乐

多愁善感、闷闷不乐、感情脆弱、神情抑郁……这些都可能是气郁体质的表现。

《红楼梦》中的林黛玉即是气郁体质的代表，整日多愁善感，郁郁寡欢。现代人气郁体质的越来越多，尤以女性居多。现代生活节奏快、竞争激烈、压力大，加上有些女性比较情绪化，遇事爱钻牛角尖，想不开，久而久之便形成了气郁体质。

⊙　怎么辨别气郁体质

气郁体质者通常形体偏瘦，内向脆弱，敏感多疑，情绪低落，对外界环境适应能力差。易患郁证、失眠等，女性易患乳腺增生、乳腺癌、痛经、月经不调等妇科疾病。

⊙　气郁体质调养

（1）起居调养。肝气郁结者应保持居室安静，避免强烈光线刺激，室内温度宜适中。注意劳逸结合，早睡早起，保证有充足的睡眠，尤其是在每晚 11 点前入睡，确保肝胆经充分休养。睡前避免饮茶、咖啡等提神醒脑的饮料。

（2）情志调养。气郁体质者主要病机在于情志不顺，情志调摄就显得尤其重要。应该培养乐观、欢乐的情绪，精神愉

快则气血和畅。学会"移情别恋"，将不开心的事情转移，多想一些开心的事情。因为性格上有一些自我封闭的表现，要经常有意识地参加集体活动，多跟家人、朋友谈心，忌生闷气。

（3）运动调养。尽量增加户外活动，如跑步、登山、游泳、武术等。多选择拉伸运动，可以辅助通畅气机，比如拉筋运动、伸展运动、扩胸运动、柔性瑜伽等等。

（4）饮食调养。多吃小麦、葱、蒜、海带、海藻、萝卜、金橘、山楂等具有行气、解郁、消食、醒神作用的食物。平日可饮玫瑰、菊花、茉莉等花茶，疏肝解郁，安神定志。少食收敛酸涩之物，如乌梅、泡菜、石榴、青梅、杨梅、草莓、杨桃、酸枣、李子、柠檬等。亦不可多食冰冷食品，如冰激凌、冰冻饮料等。

以下介绍一款适合气郁体质的药膳。

【佛手猪肝汤】

材料：合欢花12克，佛手10克，猪肝150克，姜5克，盐适量。

做法：将合欢花、佛手片置砂锅中煎煮，煮沸约20分钟后去渣取汁，将猪肝洗净切片，加姜末、盐等拌匀，略腌片刻，倒入煮沸的药汁中，再煮沸1—2次即可。

功效：合欢花性甘、平，有解郁安神、活血消肿的功效，主治心神不安、情志不畅、抑郁寡欢等。"合欢"寓"言归于好，合家欢乐"之美意。佛手性辛、味苦，具有疏肝理气、和胃止痛的功效。

（5）拍打经络和按摩穴位。可以顺着经络的走向，拍打肝经、心经，以清心除烦、疏肝解郁。膻中穴位于体前正中线、两乳头连线之中点，常按此穴，可调理人身气机。

五、血瘀体质：若要人夸颜色好，清除血瘀是关键

血行不畅，肤色晦暗，色素沉着，面部长斑，嘴唇紫暗，痛经……这些都可能是血瘀体质。

血瘀体质是指当人体脏腑功能失调时，出现体内血液运行不畅或内出血不能消散而成瘀血内阻的体质。面部、皮肤最能反映身体的气血状况。血瘀体质的外在表现就是皮肤色素的沉着，如脸色灰暗、易长斑、黑眼圈常年不消。

困扰许多女性的痛经很多都是"血瘀"在作怪。《黄帝内经》中提道："通则不痛，痛则不通。"意思是说人体经脉通畅则身体不会感觉疼痛或不舒服，而经脉不通、血液运行不畅往往会引起疼痛。女性如果肝郁气滞，或气血虚弱，或气血虚寒，都有可能引起血液运行不畅，导致痛经的发生。

经脉是循行气血的通道，它就像人体里面分布的许多河流，

将营养物质运往全身。而血瘀就像河流中形成的泥沙，如果人体的机能下降，就无力将泥沙清除，泥沙越积越多，就会堵塞河流（经脉），这时就会出现一系列问题。比如面部的"河流"堵塞，就会长斑；供养胞宫的"河流"堵塞，就会出现痛经；供给脑部的"河流"堵塞，就会出现中风；冠状动脉的"河流"堵塞，就会出现心肌梗死。更严重者，经脉瘀阻导致血液无法流通，代谢物质不能排出，久而久之形成毒素，最终变成癌症。

⊙　怎么辨别血瘀体质

　　血瘀体质者通常面色晦暗，皮肤干燥，眼睛易出现红血丝。手掌出现很多青筋，手指末端呈暗红色，与其他部位形成明显差异。舌头有瘀斑或瘀点，舌下血管粗大，静脉怒张，颜色紫暗。血瘀体质者的疼痛多为针刺样的持续性的疼痛，而且痛处固定、害怕按压。

⊙　血瘀体质调养

　　（1）饮食调养。血瘀体质的人血行不畅，甚至瘀血内阻，饮食上宜温散化瘀，调畅气机。因此应选用具有行气活血、温散化瘀、健脾益气的食物进行调养。如陈皮、黑豆、黄豆、山楂、黑木耳、香菇、平菇、金针菇、洋葱、韭菜、茴香、茄子、油菜、木瓜、玫瑰花、黄鳝、海参、红糖等。而寒凉、酸涩、收敛、油腻的食物应尽量少吃，如乌梅、苦瓜、李子、青梅、杨梅、石榴、酸枣、柠檬等，冰冷的饮料、冰淇淋尤其要避免。

以下推荐几种适合血瘀体质的药膳。

【山楂内金粥】

材料：山楂片15克，鸡内金1个，粳米50克。

制法：山楂片于锅中小火炒至焦黄备用；鸡内金用温水洗净，烘干研成细末备用；粳米淘净，与焦山楂、鸡内金末共入砂锅中，小火煮30分钟即可。

功效：化瘀血，行气结。

【韭菜鲜藕炒木耳】

材料：韭菜段50克，鲜藕片250克，净水发黑木耳10克，植物油、姜末各适量。

制法：锅内倒植物油烧热，放入韭菜段、藕片、黑木耳、姜末，炒熟即可。

功效：补脾开胃，散瘀和血。

【冬菇油菜】

材料：油菜400克，冬菇200克，植物油、盐、味精各适量。

制法：油菜择洗干净，切成3厘米长的段，梗叶分置；冬菇用温水泡开去蒂；热锅倒油烧热，先放油菜梗炒至六成熟，加盐调味，再下油菜叶同炒，放入冬菇和浸泡冬菇的汤，烧至菜梗软烂，加入味精炒匀即可。

功效：活血化瘀。

（2）运动调养。血瘀体质有潜在的体内瘀血倾向，经络气血运行不畅，运动可增进气血的流通，因此血瘀体质的运动调养非常重要。

运动时应注意保持呼吸的均匀和深度，这样才能充分推动血液在周身运行，使经络、脏腑气血调和。如跑步时，可采用两步一呼吸或四步一呼吸的方法；在做一些平缓运动，如太极拳、八段锦、瑜伽、压腿时，可用腹式呼吸的方法。

年轻人的活动量可适当加大，如跑步、登山、游泳、球类运动等。中老年人应采用小负荷、多次数的健身锻炼法（如太极拳、八段锦、气功、散步、广播操等），以促进全身气血的通畅。

运动中要注意保持水分的供应，还要注意身体的各种不适症状，如头晕、头痛、胸闷或绞痛、呼吸困难、恶心、四肢剧痛、关节疼痛、心悸心慌等，如有上述症状，应当立即停止运动，寻求帮助，或到医院检查。

（3）情志调养。血瘀体质之人容易心烦、急躁、健忘，也可表现为忧郁、苦闷、多疑。所以在精神调养中，应当培养乐观、积极、开朗的心态，精神愉快则气血顺畅，有益于改善血瘀体质。

在日常生活中多一分关怀和爱心，互相理解，互相支持，光明磊落，胸怀坦荡；培养自己高尚的人生志趣，遇到困难主动寻求他人和社会的帮助。

把精力用在事业上，严于律己，宽以待人，乐善好施，不计较个人恩怨；经常参加集体公益活动，培养广泛的兴趣爱好；避免同他人争吵，使自己达到恬淡超然的境界。

⊙ 缓解痛经的特效穴——三阴交

人体筋络穴位里有一个"三阴交"穴，又称"女三里""妇科三阴交"。顾名思义，此穴对妇科病甚有疗效，如经期不顺、白带、月经过多或过少，经前综合征和更年期综合征等。

该穴位于小腿内侧，足内踝尖上3寸，胫骨内侧缘后方。有痛经问题的女性，可在平时轻轻用拇指揉按该穴，左右各指压3分钟；还可以用艾条灸疗。将从药店买回的艾条点燃放在靠近穴位处，以局部皮肤温热而不烫伤为度，左右穴位各灸10分钟。需要注意的是，月经来潮后不要强烈刺激三阴交，否则可能引起经血增多。

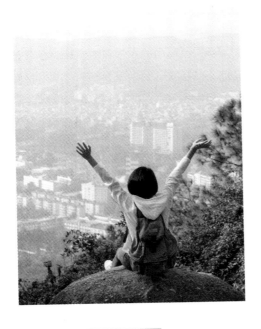

血瘀体质的人平时可以多锻炼，如登山，加大活动量

六、湿热体质：如何跟痘痘说再见

油光满面，脸上长痘，体形肥胖，口干口苦……这些都可能是湿热体质的表现。

湿是无孔不入的。湿邪伤人时从来不孤军奋战，总要与别的邪气狼狈为奸。湿气遇寒则成为寒湿，这就好比冬天的时候，如果气候干燥，不管怎么冷，人都还是能接受的，但如果湿气重，人就很难受了。湿气遇热则成为湿热，例如酷暑时节，又热又湿，让人喘不过气来，明显不如烈日当空、气候干燥的时候来得痛快。湿气遇风则成为风湿，祛风很容易，但一旦成了风湿，就往往是慢性疾病。湿气在皮下，就形成肥胖，也是不好处理的健康问题……

在南方，"湿热"是老百姓最熟悉的一个中医术语，由于气候本身潮湿，广东人多喜欢喝凉茶来祛除体内湿热之邪。

⊙　怎么辨别湿热体质

湿热体质常表现为：面垢油光，多有痤疮、粉刺，常感口干口苦，舌苔黄腻，眼睛红赤，小便赤短，大便燥结或黏滞。

湿热体质的人通常性情急躁，容易发怒。对夏末秋初的湿热气候，湿重或气温偏高环境较难适应。男性多阴囊潮湿，女性常带下增多。

⊙　湿热体质调养

（1）饮食调养。湿热体质者在饮食上的总原则是清热化湿。平时应以清淡为上，多吃甘平、甘寒的食物，如薏米、莲子、扁豆、茯苓、玉米、鲫鱼、绿叶蔬菜、莲藕等。多喝水，避免肥甘厚腻及辛辣煎炸的食物，戒除烟酒。

以下推荐几道适合湿热体质的食谱。

【腐竹炒苋菜】

材料：水发腐竹100克，苋菜200克，植物油、葱丝、盐、味精、白糖、水淀粉各适量。

制法：炒锅中加入油烧热，放入葱丝，炒出香味，下腐竹段烧至七成熟，再加入苋菜段翻炒，加入盐、白糖、味精炒熟，用水淀粉勾芡收汤即可。

功效：养胃祛痰，清肝通窍。

【泥鳅炖豆腐】

材料：泥鳅300克，豆腐150克，盐、葱段、姜片、料酒各适量。

制法：泥鳅洗净，去掉体外黏液；豆腐洗净，切成块；锅内放入泥鳅、豆腐块，倒入适量清水，放入葱段、姜片、料酒，大火煮沸后转小火煮至泥鳅熟透，加入少许盐调味即可。

功效：暖中益气，用于湿热黄疸、小便不利、水肿等。

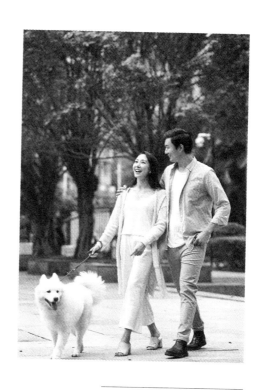

湿热体质者应该注重情志调养，经常保持愉悦的心情，切忌烦躁易怒

【薏米银菊饮】

材料：金银花、野菊花、蒲公英各15克，甘草9克，薏米60克。

制法：薏米洗净，用清水泡透，放入锅中，大火煮沸后转小火煮20分钟，放入甘草、金银花、野菊花、蒲公英，煮10分钟即可。

功效：清热、解毒、利湿。

（2）运动调养。湿热体质阳气充足，内有蕴热，适合做强度与运动量较大的体育项目，如对抗性较强的球类比赛、游泳、爬山、长跑、武术、拳击等。大运动量、高强度的训练可以消耗体内过多的热量和脂肪，将热邪泻出体外。可在运动饮水中添加少量盐，以尝不出咸味为度，以免造成电解质的过度流失。

（3）情志调养。湿热体质者均是性情急躁，外向好动、活泼，常常心烦易怒，因此应注意心理的自我调适。出现不良情绪时，应根据情况分别采用节制、疏泄、转移等不同的方法，使不良情绪得到化解或释放，达到心理平衡，提升心理素质。

（4）凉茶不可长期喝。"广东凉茶"可谓广东的名片之一。这里的凉茶，可不是放冷的茶，而是中草药植物性饮料的通称。

凉茶具有清热解毒、祛湿生津等功效，颇受湿热体质人群的欢迎。凉茶虽好，却不可长期服用。凉茶中的药物，大都性味偏寒凉或淡渗利湿，久服容易伤及人体正气，损伤脾胃功能。湿热症状明显时可以喝一下凉茶缓解不适，如果症状减轻了，就不宜再喝，更不建议把凉茶当成饮料长期喝。

尤其是婴幼儿，脏腑娇嫩、形气未充、血少气弱，若长期服用凉茶，则会损伤小儿正气，反而影响小儿健康成长。

所以从饮食、运动、情志入手，是调节湿热状况的最佳选择，想祛湿、健脾、排毒、美容、减肥……动起来，笑起来，准没错！

七、痰湿体质：为什么财多容易"身子弱"

痰湿凝聚、形体肥胖、腹部肥满、口黏苔腻……这些都可能是痰湿体质的表现。

广东有一句俗语叫"财多身子弱"，形容有钱人大多体质较差，易生病。虽然这句俗语略带调侃之意，但从中医角度来说，却有一定道理。古代的有钱人，大多嗜食膏粱厚味，又缺少劳动锻炼，他们大腹便便、体态臃肿，属于典型的"四体不勤，五谷不分"，体弱多病也就不足为奇了。这种体质其实就是中医里面的痰湿体质。

现代人随着物质条件的改善，饮食丰富，加之从事脑力劳动的越来越多，痰湿体质者也越来越多，所以有些人会感叹：
"为什么我钱财不多，身体却那么弱？"这一切都是痰湿体质
在作怪。认识痰湿体质，首先要从痰湿为何物开始。

⊙　什么是痰湿

　　说到"痰"，不是学中医的人往往会想到从口中吐出的"痰"。
实际上，中医中"痰"的范围相当广泛，包含"有形之痰"与
"无形之痰"。有形之痰指咳吐而出的痰液。有些疾病如头晕
目眩、恶心呕吐、心悸气短、癫狂等也可能由痰引起。这种看
不见的痰，就是无形之痰。痰湿体质中的痰指的是无形的痰，
是指人体的水液、津液凝结而成的黏稠的东西。

　　中医有句名言叫"脾为生痰之源，肺为贮痰之器"。意思
为，脾是产生痰的源头，如果脾胃虚弱，水谷精微（精华、营
养物质）无法得到及时运化，便会滞留下来，凝结成痰。脾的
功能特性是主管升清，负责将水谷精微上输给肺，当脾虚生了
痰之后，这些痰也会随着精微物质一起上输到肺中。当肺中的
痰越积越多，我们就会感觉到有痰，并且本能地通过咳嗽的方
式将痰吐出来。这是我们日常中所说的有形的痰。如果脾胃虚
弱，痰会接二连三地产生，就好像上游的水不干净，下游就没
有干净的水喝。

这些痰如果和水湿聚在一起，便是痰湿。痰湿在体内并不老实，它会随着气到处流动。痰湿停留在肝脏，便会形成脂肪肝；滞留在腹部，就是将军肚、水桶腰；泛溢于肌肤，面部、四肢便会浮肿。所以痰湿严重的人，往往看上去十分肥胖。此外，痰湿流窜还容易引起月经不调、白带增多、腰痛、头痛、颈椎病等，所以，中医上有一句话叫"百病皆由痰作祟"。

⊙　怎么辨别痰湿体质

痰湿体质者通常体形肥胖，腹部肥满松软，常感觉胸闷、痰多，喜食肥甘甜黏的食物。面部皮肤油脂较多，多汗且黏，痰湿体质的人一般性格偏温和、稳重，多善于忍耐。他们对湿重环境适应能力差，易患糖尿病、中风、冠心病等疾病。

⊙　痰湿体质调养

（1）饮食调养。古语说："鱼生火，肉生痰。"肉类如果进食过多，很容易生痰，因此痰湿体质的人饮食宜清淡，少食肥甘厚味之物，也不宜多饮酒，且勿过饱。

可多进食一些具有健脾利湿、化痰祛湿功效的食物，如白萝卜、燕麦、洋葱、枇杷、白果、大枣、白扁豆、薏米、小米、蚕豆、包菜等。

下面介绍一些有助于调整痰湿体质的药膳。

【鲤鱼汤】

材料：鲤鱼1条（1000克左右），红小豆50克，陈皮、草果各6克，川贝母3克，植物油、姜片、葱段、盐各适量。

制法：鲤鱼刮净鳞片，去鳃和内脏，洗净；锅内倒植物油烧热，炒香姜片、葱段，将鲤鱼过油煸炒一下。将红小豆、川贝母、草果、陈皮洗净，凉水浸泡一个小时，放入鲤鱼腹中裹好。砂锅倒水烧沸，将鲤鱼放入砂锅中，加入盐调味，改用中火，炖15分钟即可。

功效：清肺化痰，健脾利湿。

【四仁扁豆粥】

材料：薏米、红小豆各20克，白扁豆、冬瓜仁各15克，苦杏仁、白蔻仁各5克，粳米150克。

制法：上述所有原料淘洗干净，凉水浸泡1小时；将浸泡好的原料倒入砂锅中，大火将水烧沸，改用小火，熬至粥稠豆烂即可。

功效：健脾渗湿，利水化痰，润肠通便。

【山药冬瓜排骨汤】

材料：排骨500克，冬瓜300克，山药50克，生姜2大片，大料1个，盐、胡椒粉、味精各适量。

制法：排骨切块，洗净后沥干水；冬瓜、山药切块。将排骨放在开水中烫5分钟，捞出后用清水洗净。将排骨、生姜、大料和适量清水上旺火烧沸，改用小火炖60分钟，放入冬瓜炖20分钟，捞出姜片、大料，再加盐、胡椒粉、味精调味即可。

功效：利水渗湿，健脾益气。

（2）运动调养。痰湿体质者，多形体肥胖，身重易倦。这类体质的人一般不爱运动，越是不动，身体越懒，越容易形成恶性循环，所以必须强迫自己动起来。应长期坚持户外运动，散步、慢跑、球类、游泳、武术、太极拳、舞蹈，均可选择。活动量应逐渐增强，让疏松的皮肉逐渐转变成结实、致密。

（3）情志调养。痰湿体质的人多性格偏温和，稳重恭谦，善于忍耐。应适当增加社会交往活动，多参加集体公益活动，多与人沟通，以增长知识，开阔眼界。

⊙　除痰奇穴——丰隆穴

丰隆穴，顾名思义，就是假借丰隆这个象声词，把脾胃上的浊湿像打雷下雨一样排出去。所以它被古今医学家公认为治痰之要穴。

从腿的外侧找到膝眼和外踝这两个点，连成一条线，然后取这条线的中点，距胫骨前缘 1.5 寸，大约是两指的宽度，就是穴位所在。在这附近按揉，会有酸胀感。

　　每天按摩 3 分钟左右，对于痰湿引起的肥胖、高脂血症、恶心呕吐、头晕头痛等均有良效。

八、特禀体质："天赋异禀"不一定是好事

　　许多人渴望拥有天赋异禀的才能，希望从父母那里遗传到好的基因，能够一学就会、逢考必过。然而，有一种"异禀"并非好事，那就是特禀体质。

　　许多人没有感冒也会打喷嚏、流鼻涕，或者一到春天百花盛开的时候就特别害怕外出，因为容易喷嚏不止，浑身不适。这并不是有人在想你，而有可能是春天花粉过敏，引起了过敏性鼻炎的发作。有的人一吃海鲜就腹泻，或者对油漆、灰尘、毛制品、螨虫等过敏。这在中医上统称为特禀体质，多是遗传所致。特禀体质严重的还会发生过敏性休克，危及生命。

⊙　特禀体质有哪些类型

　　特禀体质是指禀赋比较特殊的体质，形成因素包括先天和后天两方面。据此可将特禀体质分为三种类型。

　　（1）过敏体质，这是最常见的一类特禀体质。有过敏性

鼻炎、过敏性哮喘、过敏性紫癜、湿疹、荨麻疹等过敏性疾病的人大多属于这一类。

（2）遗传病体质，指因家族遗传病史或者先天性疾病而"继承"得来的特殊体质。

（3）胎传体质，指母亲在妊娠期间所受的不良影响传到胎儿所造成的一种体质。如五迟（立迟、行迟、发迟、齿迟、语迟）、五软（头软、项软、手足软、肌肉软、口软）、解颅、胎惊等。

⊙ 怎么辨别特禀体质

如果在近一年时间中，有以下的任一表现，那么就有可能属于特禀体质。

（1）就算不感冒，也容易打喷嚏、鼻塞、流鼻涕、流眼泪、鼻子发痒、眼睛发痒发红等。

（2）当季节、天气、温度、环境等发生变化，或空气中有异味时，会出现咳嗽、喘不过气的情况，鼻炎、哮喘等疾病容易发作。

（3）对药物、食物、花粉、气味、化妆品、金属等容易产生过敏反应，如打喷嚏、鼻子发痒、皮肤起红点等。

（4）皮肤容易起荨麻疹、风疹、风疙瘩，会因为过敏而出现紫红色的瘀点或瘀斑。

（5） 轻轻抓一下皮肤就会出现明显的抓痕，有时候抓痕周围的皮肤还会变红。

（6） 在室内待久了会有喉咙发痒、喉咙肿痛、喉咙沙哑、眼睛发痒、流泪、打喷嚏、鼻痒鼻塞、呼吸困难等现象。

（7） 食用牛奶、啤酒、海鲜、辣椒、竹笋、无花果、芒果、柚子等食物时，会发生眼红、面颊或嘴唇肿痛、皮肤起疹等现象。

（8） 碰到油漆、涂料等化学物质，或是在刚装修好的房子里待久了，会出现过敏反应。

（9） 晒太阳后容易出现皮炎，如红斑、水疱、鳞屑等。

（10） 接触动物（如猫、狗、鸟、鸡、鸭、鹅、牛、马等）后，会出现打喷嚏、流泪、眼睛红肿、咳嗽、呼吸不畅、皮肤炎症等过敏反应。

⊙ 特禀体质调养

（1） 饮食调养。特禀体质之人饮食应避开容易导致过敏的食物，减少发作机会。致敏食物因人而异，任何食物均有导致过敏的可能。一些生冷、辛辣、肥甘油腻的食物和荤腥发物应当忌食，比如酒、海产品、辣椒、肥肉、浓茶、咖啡等。

一般来讲，特禀体质者的饮食应以清淡、利于补益脾气为

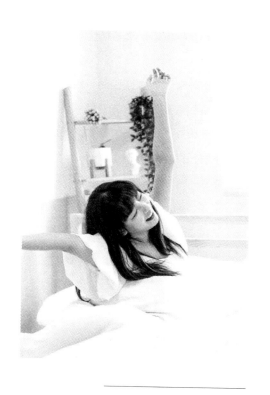

过敏体质的人要保证良好的作息习惯，保证睡眠充足、精力充沛

主。这类食物可以提高机体免疫能力，对过敏有一定的改善和抵抗作用。

特禀体质者应做到因时、因地、因人、因病用膳，综合环境、体质和疾病因素，主动摸索适宜自己的膳食。下面推荐几款可以健脾益气、增强免疫力的药膳。

【葱白红枣鸡肉粥】

材料：粳米100克，红枣10枚（去核），连骨鸡肉100克，姜、香菜、葱适量。

制法：锅内加适量水，放入鸡肉、姜片，大火煮开。然后放入粳米、红枣熬45分钟左右。最后加入葱白、香菜调味。

【翡翠山药】

材料：山药100克，芥蓝25克，黑木耳10克，枸杞子5克，植物油、白醋、盐、姜末适量。

制法：山药刮去外皮，洗净，切片；芥蓝洗净，斜刀切段；黑木耳温水泡开，洗净；枸杞子洗净。锅内倒入植物油烧热，放入姜末略炒，放入黑木耳、芥蓝段翻炒3分钟，然后放入山药片、枸杞子，加入适量白醋、盐调味，翻炒至全部材料熟即可。

【扁鹊三豆饮】

材料：红豆、绿豆、黑豆各50克，冰糖适量。

制法：三种豆洗净，用开水浸泡30—60分钟，将三豆及泡豆的水放入砂锅，补足清水，大火烧开，小火煮到豆烂，加入冰糖煮到溶化即可。

（2）运动调养。过敏体质多由禀赋不足、后天损伤失养所致，适度运动有助于加强气血的循环，对增进免疫力、改善过敏体质有所帮助。但应根据自身情况选择合适的锻炼方式。如对花粉、柳絮等过敏者，应避免在野外、公园长时间运动和逗留；有过敏性鼻炎的人，不宜在冬季进行户外锻炼等。

由于体质特点，过敏体质的人应以室内运动为主，如瑜伽、气功、健身器械、健身操等，如致敏原明确，在不接触致敏原的前提下也可做户外锻炼。

运动时应避免汗出当风，以不出汗或微微出汗为好；注意呼吸均匀，提倡腹式呼吸。

（3）起居调养。特禀体质者平时应做好防护工作，减少与致敏原接触的机会，身边常备抗过敏或者应急的药品。

四时更替、寒冷变化时应当注意保暖，适时增减衣被。保证良好的作息习惯，保证睡眠充足，精力充沛。

过敏体质者容易"水土不服"，在环境变化时应格外注意饮食起居，提前了解当地的自然、社会环境，提前做好应对准备。

⊙　缓解过敏性鼻炎的特效穴

　　鼻塞鼻痒、喷嚏连连，过敏性鼻炎发作起来虽然不至于要人命，但却给生活带来极大困扰。这里介绍两个特效穴，可以缓解鼻炎的症状。

　　（1）迎香穴。迎香穴在面部鼻翼外缘中点旁，鼻唇沟中。中医认为，按压迎香穴具有宣肺解表、疏散风邪、通利鼻窍的作用，可治疗过敏性鼻炎、急慢性鼻炎、鼻息肉等病症。

　　方法：用手指沿鼻唇沟来回擦动，有明显的酸、麻、胀、痛感则可揉。如此反复操作，每次按压3—5分钟。

　　（2）风池穴。风池穴有疏散头风、利五官七窍等作用，按压此穴可以帮助调节人体的免疫力，缓解外感风邪所致的感冒、发热、鼻塞、流涕等。

　　风池穴在后脑勺、后枕部两侧入发际一寸的凹陷中。简易取穴方法：大拇指、中指自然放到枕骨两边，轻轻地滑动，到后枕部有明显的两个凹陷就是风池穴。

　　方法：两手的大拇指按压并垂直上下推压，力度以能产生明显酸胀感为宜。每次按压5—10分钟。

九、平和体质：遇见更好的自己

　　前面为大家介绍了常见的八种体质，这八种体质基本囊括了处于病态的常见人群，需要说明的是，许多人常兼有两种或两种以上的体质类型。比如，有些人既是气郁体质，又兼有湿热体质。这时就应该有针对性地进行调养，从而达到身心平衡的最佳状态——平和体质。

平和体质又叫做"平和质"，是最稳定、最健康的体质。一般产生的原因是先天禀赋良好，后天调养得当。平和体质是以体态适中、面色红润、精力充沛、脏腑功能状态强健壮实为主要特征的一种中医体质养生状态。平和质所占人群比例约为32.75%，也就是三分之一左右。性别分布上，男性多于女性。年龄越大，平和体质的人越少。

⊙　平和体质调养

平和体质的调养，应采取中庸之道，注意平衡摄取营养，节制饮食，劳逸结合。

当今社会，人们抱着"送健康"的好意，都喜欢送高丽参、冬虫夏草、阿胶、鹿茸等贵重药材给亲朋好友。很多人收到别人馈赠的名贵药材后，觉得反正不吃也是放着，不如就补一补吧。吃完后，却变得上火、躁动不安。这是为什么呢？这些药材虽然都是补品，但是用得不对的话，反而会破坏体内的平衡。是药三分毒，每个人的体质又不同。所以说，平和体质的人顺应自然而养就可以，不要随便进补，以免背道而驰。

⊙　不可迷信补品

　　"人参杀人无罪，大黄救人无功"是中医界流传甚广的一句话。可见，从古至今，世人都有喜进温补的用药心理。时下生活水平提高，滋补之风更为甚行。

　　其实，温补之药并非人人适宜。中医有"虚不受补""六腑以通为补"等说法。对于进补不当的危害，古人已经说得很明白，如清代名医郑钦安所说："病之当服，附子、大黄、砒霜是至宝；病之不当服，（人）参、（黄）芪、鹿茸、枸杞皆是砒霜。"身体健康者过服人参非但无益于健康，更会招致疾病。尤其是婴幼儿、儿童、血气方刚的青壮年，更不可盲目服用人参。身患疮、疖、痈或咽喉肿痛者，服用人参后可能导致疮毒大发、经久不愈等严重后果。

　　其实许多长寿的老人往往是粗茶淡饭、淡泊名利。而古代拥有天下奇珍补药的帝王们却很少能颐养天年。因此，大家切不可迷信补品，养生之前一定要辨清体质，以免适得其反。

中国公民健康素养 66 条

2008 年，卫生部发布了《中国公民健康素养——基本知识与技能（试行）》。2015 年 12 月针对近年来我国居民主要健康问题和健康需求的变化，国家卫生和计划生育委员会组织专家进行修订，编制了《中国公民健康素养——基本知识和技能（2015 年版）》。修订后的《中国公民健康素养》包括基本知识和理念、健康生活方式与行为、基本技能三大部分。

一、基本知识和理念

1. 健康不仅仅是没有疾病或虚弱，而是身体、心理和社会适应的完好状态。

2. 每个人都有维护自身和他人健康的责任，健康的生活方式能够维护和促进自身健康。

3. 环境与健康息息相关，保护环境，促进健康。

4. 无偿献血，助人利己。

5. 每个人都应当关爱、帮助、不歧视病残人员。

6. 定期进行健康体检。

7. 成年人的正常血压为收缩压 ≥ 90mmHg 且 < 140mmHg，舒张压 ≥ 60mmHg 且 < 90mmHg；腋下体温 36℃—37℃；平静呼吸 16—20 次 / 分；心率 60—100 次 / 分。

8. 接种疫苗是预防一些传染病最有效、最经济的措施，儿童出生后应当按照免疫程序接种疫苗。

9. 在流感流行季节前接种流感疫苗可减少患流感的机会或减轻患流感后的症状。

10. 艾滋病、乙肝和丙肝通过血液、性接触和母婴三种途径传播，日常生活和工作接触不会传播。

11. 肺结核主要通过病人咳嗽、打喷嚏、大声说话等产生的飞沫传播；出现咳嗽、咳痰 2 周以上，或痰中带血，应当及时检查是否得了肺结核。

12. 坚持规范治疗，大部分肺结核病人能够治愈，并能有效预防耐药结核的产生。

13. 在血吸虫病流行区，应当尽量避免接触疫水；接触疫水后，应当及时进行检查或接受预防性治疗。

14. 家养犬、猫应当接种兽用狂犬病疫苗；人被犬、猫抓伤、咬伤后，应当立即冲洗伤口，并尽快注射抗狂犬病免疫球蛋白（或血清）和人用狂犬病疫苗。

15. 蚊子、苍蝇、老鼠、蟑螂等会传播疾病。

16. 发现病死禽畜要报告，不加工、不食用病死禽畜，不食用野生动物。

17. 关注血压变化，控制高血压危险因素，高血压患者要学会自我健康管理。

18. 关注血糖变化，控制糖尿病危险因素，糖尿病患者应当加强自我健康管理。

19. 积极参加癌症筛查，及早发现癌症和癌前病变。

20. 每个人都可能出现抑郁和焦虑情绪，正确认识抑郁症和焦虑症。

21. 关爱老年人，预防老年人跌倒，识别老年期痴呆。

22. 选择安全、高效的避孕措施，减少人工流产，关爱妇女生殖健康。

23. 保健食品不是药品，正确选用保健食品。

24. 劳动者要了解工作岗位和工作环境中存在的危害因素，遵守操作规程，注意个人防护，避免职业伤害。

25. 从事有毒有害工种的劳动者享有职业保护的权利。

二、健康生活方式与行为

1. 健康生活方式主要包括合理膳食、适量运动、戒烟限酒、心理平衡四个方面。

2. 保持正常体重，避免超重与肥胖。

3. 膳食应当以谷类为主，多吃蔬菜、水果和薯类，注意荤素、粗细搭配。

4. 提倡每天食用奶类、豆类及其制品。

5. 膳食要清淡，要少油、少盐、少糖，食用合格碘盐。

6. 讲究饮水卫生，每天适量饮水。

7. 生、熟食品要分开存放和加工，生吃蔬菜水果要洗净，不吃变质、超过保质期的食品。

8. 成年人每日应当进行6—10千步当量的身体活动，动则有益，贵在坚持。

9. 吸烟和二手烟暴露会导致癌症、心血管疾病、呼吸系统疾病等多种疾病。

10. "低焦油卷烟""中草药卷烟"不能降低吸烟带来的危害。

11. 任何年龄戒烟均可获益，戒烟越早越好，戒烟门诊可提供专业戒烟服务。

12. 少饮酒，不酗酒。

13. 遵医嘱使用镇静催眠药和镇痛药等成瘾性药物，预防药物依赖。

14. 拒绝毒品。

15. 劳逸结合，每天保证 7—8 小时睡眠。

16. 重视和维护心理健康，遇到心理问题时应当主动寻求帮助。

17. 勤洗手、常洗澡、早晚刷牙、饭后漱口，不共用毛巾和洗漱用品。

18. 根据天气变化和空气质量，适时开窗通风，保持室内空气流通。

19. 不在公共场所吸烟、吐痰，咳嗽、打喷嚏时遮掩口鼻。

20. 农村使用卫生厕所，管理好人畜粪便。

21. 科学就医，及时就诊，遵医嘱治疗，理性对待诊疗结果。

22. 合理用药，能口服不肌注，能肌注不输液，在医生指导下使用抗生素。

23. 戴头盔，系安全带，不超速，不酒驾，不疲劳驾驶，减少道路交通伤害。

24. 加强看护和教育，避免儿童接近危险水域，预防溺水。

25. 冬季取暖注意通风，谨防煤气中毒。

26. 主动接受婚前和孕前保健，孕期应当至少接受 5 次产前检查并住院分娩。

27. 孩子出生后应当尽早开始母乳喂养，满 6 个月时合理添加辅食。

28. 通过亲子交流、玩耍促进儿童早期发展，发现心理行为发育问题要尽早干预。

29. 青少年处于身心发展的关键时期，要培养健康的行为生活方式，预防近视、超重与肥胖，避免网络成瘾和过早性行为。

三、基本技能

1. 关注健康信息，能够获取、理解、甄别、应用健康信息。

2. 能看懂食品、药品、保健品的标签和说明书。

3. 会识别常见的危险标识，如高压、易燃、易爆、剧毒、放射性、生物安全等，远离危险物。

4. 会测量脉搏和腋下体温。

5. 会正确使用安全套，减少感染艾滋病、性病的危险，防止意外怀孕。

6. 妥善存放和正确使用农药等有毒物品，谨防儿童接触。

7. 寻求紧急医疗救助时拨打 120，寻求健康咨询服务时拨打 12320。

8.　发生创伤且出血量较多时，应当立即止血、包扎；对怀疑骨折的伤员不要轻易搬动。

9.　遇到呼吸、心跳骤停的伤病员，会进行心肺复苏。

10.　抢救触电者时，要首先切断电源，不要直接接触触电者。

11.　发生火灾时，用湿毛巾捂住口鼻，以低姿逃生；拨打火警电话 119。

12.　发生地震时，选择正确的避震方式，震后立即开展自救互救。

中医养生保健素养 42 条

　　为提高我国公民中医养生保健素养，普及中医养生保健基本理念、知识和技能，提升公民健康水平，国家中医药管理局与国家卫生计生委组织专家制定了《中国公民中医养生保健素养》，并于 2014 年 5 月 16 日发布。

一、基本理念和知识

　　1.　中医养生保健，是指在中医理论指导下，通过各种方法达到增强体质、预防疾病、延年益寿目的的保健活动。

　　2.　中医养生的理念是顺应自然、阴阳平衡、因人而异。

　　3.　情志、饮食、起居、运动是中医养生的四大基石。

　　4.　中医养生保健强调全面保养、调理，从青少年做起，持之以恒。

5. 中医治未病思想涵盖健康与疾病的全程，主要包括三个阶段：一是"未病先防"，预防疾病的发生；二是"既病防变"，防止疾病的发展；三是"瘥后防复"，防止疾病的复发。

6. 中药保健是利用中药天然的偏性调理人体气血阴阳的盛衰。服用中药应注意年龄、体质、季节的差异。

7. 药食同源。常用药食两用的中药有：蜂蜜、山药、莲子、大枣、龙眼肉、枸杞子、核桃仁、茯苓、生姜、菊花、绿豆、芝麻、大蒜、花椒、山楂等。

8. 中医保健五大要穴是膻中、三阴交、足三里、涌泉、关元。

9. 自我穴位按压的基本方法有：点压、按揉、掐按、拿捏、搓擦、叩击、捶打。

10. 刮痧可以活血、舒筋、通络、解郁、散邪。

11. 拔罐可以散寒湿、除瘀滞、止肿痛、祛毒热。

12. 艾灸可以行气活血、温通经络。

13. 煎服中药避免使用铝、铁质煎煮容器。

二、健康生活方式与行为

1. 保持心态平和,适应社会状态,积极乐观地生活与工作。

2. 起居有常，顺应自然界晨昏昼夜和春夏秋冬的变化规律，并持之以恒。

3. 四季起居要点：春季、夏季宜晚睡早起，秋季宜早睡早起，冬季宜早睡晚起。

4. 饮食要注意谷类、蔬菜、水果、禽肉等营养要素的均衡搭配，不要偏食偏嗜。

5. 饮食宜细嚼慢咽，勿暴饮暴食，用餐时应专心，并保持心情愉快。

6. 早餐要好，午餐要饱，晚餐要少。

7. 饭前洗手，饭后漱口。

8. 妇女有月经期、妊娠期、哺乳期和更年期等生理周期，养生保健各有特点。

9. 不抽烟，慎饮酒，可减少相关疾病的发生。

10. 人老脚先老，足浴有较好的养生保健功效。

11. 节制房事，欲不可禁，亦不可纵。

12. 体质虚弱者可在冬季适当进补。

13. 小儿喂养不要过饱。

三、常用养生保健内容

1. 情志养生：通过控制和调节情绪以达到身心安宁、情绪愉快的养生方法。

2. 饮食养生：根据个人体质类型，通过改变饮食方式，选择合适的食物，从而获得健康的养生方法。

3. 运动养生：通过练习中医传统保健项目的方式来维护健康、增强体质、延长寿命、延缓衰老的养生方法，常见的养生保健项目有太极拳、八段锦、五禽戏、六字诀等。

4. 时令养生：按照春夏秋冬四时节令的变化，采用相应的养生方法。

5. 经穴养生：根据中医经络理论，按照中医经络和腧穴的功效主治，采取针、灸、推拿、按摩、运动等方式，达到疏通经络、调和阴阳的养生方法。

6. 体质养生：根据不同体质的特征制定适合自己的日常养生方法，常见的体质类型有平和质、阳虚质、阴虚质、气虚质、痰湿质、湿热质、血瘀质、气郁质、特禀质九种。

四、常用养生保健简易方法

1. 叩齿法：每天清晨睡醒之时，把牙齿上下叩合，先叩臼齿 30 次，再叩前齿 30 次。有助于牙齿坚固。

2. 闭口调息法：经常闭口调整呼吸，保持呼吸的均匀、和缓。

3. 咽津法：每日清晨，用舌头抵住上颚，或用舌尖舔动上颚，等唾液满口时，分数次咽下。有助于消化。

4. 搓面法：每天清晨，搓热双手，以中指沿鼻部两侧自下而上，到额部两手向两侧分开，经颊而下，可反复10余次，至面部轻轻发热为度。可以使面部红润光泽，消除疲劳。

5. 梳发：用双手十指插入发间，用手指梳头，从前到后按搓头部，每次梳头50—100次。有助于疏通气血，清醒头脑。

6. 运目法：将眼球自左至右转动10余次，再自右至左转动10余次，然后闭目休息片刻，每日可做4—5次。可以清肝明目。

7. 凝耳法：两手掩耳，低头、仰头5—7次。可使头脑清净，驱除杂念。

8. 提气法：在吸气时，稍用力提肛门连同会阴上升，稍后，缓缓呼气放下，每日可做5—7次。有利于气的运行。

9. 摩腹法：每次饭后，用掌心在以肚脐为中心的腹部顺时针方向按摩30次左右。可帮助消化，消除腹胀。

10. 足心按摩法：每日临睡前，以拇指按摩足心，顺时针方向按摩100次。有强腰固肾的作用。

附录三

国医大师养生经

一、养生贵在识度与守度——裘沛然的养生秘诀

裘沛然（1913—2010），上海中医药大学和上海市中医药研究院终身教授，长期从事中医教育、中医理论及临床研究，对内科疑难病的治疗亦颇具心得。

裘老从医七十多年，但对养生之道不甚讲求。他对太极拳、健身操、气功静坐，均无雅兴；食品营养、药物进补，也无意尝。那么，他的养生奥秘究竟是什么？

⊙ "一花四叶汤"

裘老提出一个著名的概念，即"全神"。作为万物之灵长，

人类的"神"是最全面的。人体的生长发育、气血精髓的充养、喜怒哀乐的调控、对外界环境的适应等诸多生理活动，无不依靠"神"来主宰。它具有自我调节、自我修补、自我适应、自我控制四大功能，而这四大功能只有在精神不受损害的情况下，才能充分发挥作用。因此，要想身强体健，首先要"全神"，而要达到"全神"状态，必须运用各种修身养性、澄心息虑的方法，使心态保持恬淡宁静。裴老开出了一张精妙方剂——"一花四叶汤"。一花，指身体健康长寿之花；四叶，即豁达、潇洒、宽容、厚道。

豁达即胸襟开阔。裴老说："荣华富贵有什么好稀罕的，即使你多活几十年，也只是一刹那，任其自然，何必强求。"人只有具备了裴老这样"富贵于我如浮云"的豁达胸襟，才能看淡得失、心平气和、形神康泰。

潇洒原指清高洒脱、不同凡俗，而裴老的潇洒意为轻松、舒畅，即充满生机、超越自我、身心愉悦，从而有利于健康。

宽容即宽恕，能容纳他人。裴老认为，宽容待人是一种美德，也是处理和改善人际关系的润滑剂，不但能使人心宽体胖、气血调和，而且对于社会的和谐也有重要意义。

厚道即为人处世之道要敦厚、仁厚。裴老经常强调，厚道对维护和培养人身元气有重要作用。厚道最为重要的就是做人要仁厚、乐于助人、扶危救困，同时要常怀感恩与报恩之心，多帮助他人。

⊙　养生切莫贪生

裘老有诗云："养生奥指莫贪生，生死夷然意自平；千古伟人尽黄土，死生小事不须惊。"

在临床实践中，裘老观察到不少危重病人或身患绝症者，凡能坦然自若、乐观开朗地面对病情，积极配合医生诊疗的，大多抗病力增强，元气逐渐恢复，甚至完全康复。而越是忧愁、恐惧、怕死，越容易精神崩溃、气血耗散，加速病情恶化。

所以，人不必刻意去追求健康长寿，而应从容、淡定、坦然地面对生活，品味人生，乐天知命。

⊙　养生贵在识度与守度

度是衡量一切事物轻重、长短、多少的统称，它包括理度、法度、制度、气度、节度等。做人的一切，都得有个度，养生也不例外。

裘老说，孙思邈提倡"饥中饱，饱中饥"，此为饮食之度；华佗主张"人体欲得劳动，但不当使极耳"，此为劳逸之度；《黄帝内经》载，"起居有常，不竭不妄"，此为房事之度；《论语》

载，"唯酒无量，不及乱"，此为饮酒之度；"君子爱财，取之有道"，此为理财之度；"亲亲而仁民，仁民而爱物"，此为精神文明之度；"仰不愧于天，俯不怍于人"，此为做人之度。

儒家所倡导的"中庸之道"，是指无过无不及，处理事务要恰到好处，这是把握"度"的最高准则。《黄帝内经》曾提出"生病起于过用"的观点，如饮食过饱、情志过用、劳逸过度等均可成为致病之因。裘老提出的养生贵在识度与守度，就是"中庸之道"在养生理论中的具体应用。

二、童心、猴行、龟欲、蚁食——干祖望养生八字诀

2015 年 7 月 2 日，我国中医耳鼻喉科学创始人，国医大师干祖望去世，享年 104 岁。

干祖望从 17 岁开始从医生涯。在他 99 岁时，仍然步履轻盈，思路敏捷，风趣幽默，就像一个老顽童，他总结出了八字养生秘诀。

童心：有些老人一旦步入花甲之年，就对周围事物缺乏兴趣，漠不关心，足不出户，不愿意与社会交流，从早到晚闷在家中。而干祖望总结的第一条经验是，老人一定要保持儿童一样的心态，无忧无虑，生气勃勃，对周围的事物保持好奇心，这样能使人保持乐观、开朗的心态，也是防病健身、延年益寿

的首要条件。

猴行：老人上了年纪一般喜静不喜动，这是一个大忌。干祖望认为老人应当像猴子一样善于运动，喜欢运动。华佗创造的"五禽戏"中就有猴戏一节：攀物自悬，伸缩蜷体，活动自如。通过猴行，能使身体各部位保持灵活，减缓衰老的进程。但活动一定要在身体的适应范围之内，不能过于剧烈。

龟欲：做人应像乌龟那样，该缩头时就缩头，不贪不争，安分守己，谨护自身，无欲无求，所谓"无欲则刚"。如果欲望太多，难免会被所谓的名、利等所累。干祖望认为，这一招是老年人最难学到的。因为人老了，脾气、性格会发生一定的改变，容易与别人计较，一点小事都爱争吵，所以应在学习忍让上多花功夫。

蚁食：到了老年，消化系统功能减弱，干祖望认为在饮食上要学会蚁食。蚁食有两层意思：一是吃得少，二是吃得杂。像蚂蚁那样来安排自己的食谱，不贪食、不偏食、不饱食、少食多餐，不仅能保护肠胃功能，还能吸收充足的营养。

三、百岁老人邓铁涛的养生经

邓铁涛（1916—2019），广东开平人，广州中医药大学教授、博士生导师，广东省名老中医。

　　据邓老弟子、广州中医药大学第一附属医院治未病中心主任陈瑞芳教授披露，邓老每天四个时段的作息表如下。

　　（1）早晨7点起床后，先喝一杯热开水；接着梳头，左右手交替，共100次；然后是自我保健，做鸣天鼓（手掌贴耳孔，手搭在后脑勺，食指、中指配合着弹拨后脑勺）、聪两耳（双手食指插入耳孔，先向前旋转，再向后旋转，然后突然放手）、击枕处（双手五指微曲，用食指、中指、无名指轻击后枕部）等动作；之后在阳台做八段锦；做完回房间量血压。

　　（2）约8:30吃早餐，每天一杯牛奶；餐后看书读报，写文章，练书法；随后接待来访者；11点喝热茶一小杯；约12点吃午餐，餐后看报纸；约13:30午休。

　　（3）15:30起床，继续看书读报；约16:30散步；站桩20分钟，自我按摩足三里、涌泉穴等主要穴位20分钟。

　　（4）约18:00吃晚饭，饭后看电视，21:00冷热水交替洗澡（数十年如一日），冬天睡前以热水沐足。

⊙　"养生重于治病"，"养生先养德"

　　养生治未病的理念源自《黄帝内经》。"养生重于治病"是邓老一直倡导的健康理念。邓老认为，追求长寿要选择正确的理论，对于人类的健康而言，要将战线前移，身体力行治未病，重视预防保健，提高生命质量，追求高品质的健康长寿。

邓老常言"养生先养心，养生先养德"，因为"大德者方得其寿"。而对于医生来说，"仁物之性，德也"，因此，仁心仁术更是医之灵魂。

⊙　养生原则：动静结合

"神以静为养，强身以动为要"，养生要动静结合，首先是静而养心。

邓老除了爱练书法以养神外，还习惯通过静坐、冥想等法养静。邓老提醒，老年人静坐养心，不必勉强盘双腿，不行就单腿交换盘坐。静坐久了气血易短暂凝滞，可按摩疏通四肢气血，并视状态掌握时间。静坐可于晨起、入睡前进行，在旅途中，也可静养安定心神。不能完全不想事，哪怕坐着发呆也有好处。

养生不能光静不动，生命在于运动，"动则生阳"。邓老一生酷爱八段锦，自年青始坚持每晨必练，还将传统八段锦改良成简单易学的"邓老八段锦"。

八段锦整套动作柔和连绵，有松有紧。邓老要求，初学时可采取自然呼吸法，动作熟练后，逐步采用腹式呼吸，最后达到动作、呼吸、意念有机结合。

除了八段锦、太极拳，邓老还有一个习惯，每天下午午睡后在小区周围散步，"采阳助肾"，状态好时回家后还练站桩功。就算下雨，邓老也会在楼梯运动。

⊙　饮食养生："杂食不偏"

邓铁涛被人问得最多的是："平时吃什么能够长寿？"他总是笑着说："只有四个字，杂食不偏。"邓老每天三餐定时、定量，坚持每餐七分饱，平时喜欢清淡、易消化的食物。主食以大米饭为主，喜食蔬菜水果，配以一定量的薯类、燕麦、荞麦、豆类，肉类偏爱吃鱼，还有鸡肉、虾类、鸡蛋，每天喝一杯牛奶，有时吃些红枣，尽量营养均衡。

四、朱良春的"养生粥"

朱良春（1917—2015），江苏镇江人，1938 年毕业于上海中国医学院，从医逾 70 载。90 多岁时仍然思维敏捷，坚持每周出诊三次。

朱老的养生之道，其实可以用他自己总结的 16 个字来概括，即生活规律、情绪乐观、运动适量、饮食合理。

⊙　生活规律

中医学认为，人体是一个阴阳平衡的整体。健康即"阴阳平衡"，疾病即"阴阳不平衡"。健康时，"正气存内，邪不可干"；患病时，是"邪之所凑，其气必虚"。人体处在一种相对的阴阳动态平衡之中，体内阴阳气血之间互相制约、消长和转化，构成了生命的自主演化过程。要维持这种机体平衡，首先就要有良好的生活规律。

朱老认为，合理的作息时间应该是这样的：辰时（7—9点）得起，午时（11—13点）小憩，按时进食，亥时（21—23点）得眠。按照中医学理论，子时胆经最旺，丑时肝经最盛。因此，现代社会，有些人喜欢熬夜，则会导致肝胆不和，女性还会出现月经不调及乳房肿块等症。有些大学生喜欢晚上熬夜打游戏，睡到中午还不起床，更是严重影响了身体的气血阴阳平衡。此外，有些人经常不吃早饭，导致胃酸分泌过多、胆汁浓稠，极易诱发十二指肠溃疡及胆结石等，这些都与生活的不规律有关。

⊙　情绪乐观

朱老认为，保持乐观、健康、积极的情绪也很重要。古人云："笑一笑，十年少。"反之，如果每天愁眉不展，则会肝气郁结，并影响肺、脾、肾等脏腑的工作，扰乱机体的正常运转。

以朱老多年的临床经验看来，乐观积极配合治疗的患者预后较好，而悲观、被动、不配合治疗的患者则预后较差。现代社会竞争激烈，人们的压力普遍加大，情志不舒致病的患者也越来越多。这就更需要我们努力调节自己的情绪，保持乐观，从根源上避免疾病的发生或加重。

⊙　运动适量

　　朱老每天早晨按时醒来后，并不急于起床，而是选择先做一些简单的面部运动，如揉脸、搓耳等，使面部的穴位得到充分按摩，畅通气血、经络。即便年事已高，头发稀疏，起床之后，梳头也是他的必修课。朱老常说：发为血之余，经常梳头，是调理血液循环的好方法。

　　在长期的医疗工作过程中，朱老一直坚持适量运动。他每天骑自行车上下班，一直坚持到80多岁。朱老还发明了一套每天晚上看《新闻联播》时做的四肢运动操，虽然运动量不大，却能保证从手指到脚踝每个关节都得到充分活动。当下有不少人都声称自己太忙，没时间运动，而每天都有大批病人上门求治的朱老却能利用点滴时间适量锻炼，以保证气血运行通畅，维持机体阴阳平衡，确实值得大家学习。

⊙　饮食合理

　　古人云："饮食自倍，胃肠乃伤。"如果不按时进食，或者吃得太多，就会损伤肠胃。做到按时进餐，结构合理，适量有度，少吃凉、辣、油腻之类的食物，则有利于脾胃的正常运转。朱老说，饮食宜清淡、温和、易消化，切忌肥甘厚腻之品。

他常常鼓励大家多吃五谷杂粮，由他自创的"良春养生粥"更是价廉物美、补养皆宜的养生佳品。"良春养生粥"配方：绿豆 10 克，薏米 50 克，白扁豆 50 克，莲子 50 克，大枣 30 克，枸杞 10 克，加水熬成粥即可食用。朱老说，现代人的养生误区在于对疾病过度恐惧，有病就补，没病更补，加上营养保健品良莠不齐，效果往往不如这样一碗粥。

社科普及丛书（第二辑）

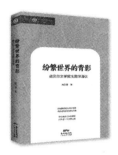

《纷繁世界的背影
——诺贝尔文学奖主题学漫议》

作者：郑万里 著
定价：28.00 元
简介：用通俗易懂的语言，剖析
　　　诺贝尔文学

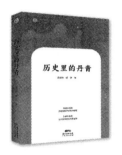

《历史里的丹青》

作者：吴丽莉　胡　波 著
定价：39.80 元
简介：名画名家时尚解读，展现中
　　　国画不一样的魅力与内涵

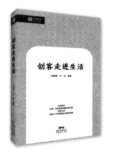

《创客走进生活》

作者：姚晓波　卢　卓 编著
定价：32.80 元
简介：结合创业创新教育，重点
　　　介绍"创客"的基本知识

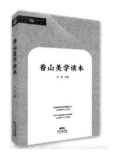

《香山美学读本》

作者：胡　波 主编
定价：36.80 元
简介：精选名家笔下的中山（古
　　　香山）美文，呈现中山山
　　　水自然美、人文社会美

社科普及丛书（第一辑）

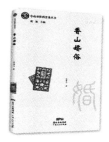

《香山婚俗》

作者：刘居上　著

定价：25.00 元

简介：讲述中山传统婚俗内容、
　　　形态，解读其中隐含的文
　　　化意义

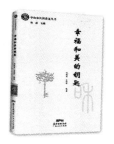

《幸福和美的钥匙》

作者：姚晓波　沈绮云　编著

定价：25.00 元

简介：从个人心理建设、人际关系、
　　　社会管理等视角，探讨如何
　　　缔造幸福、和美的生活

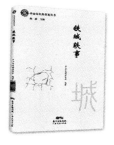

《铁城轶事》

作者：中山市岐城活化社　编著

定价：25.00 元

简介：图文并茂介绍中山市老城区
　　　石岐的历史文化

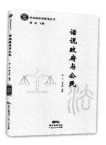

《话说政府与公民》

作者：徐　兵　徐小安　编著

定价：25.00 元

简介：以现行法律为依托，介绍有
　　　关政府和公民的法律常识